丹田力（自律神経力）を高めて真我と結ぶヨガ

改訂版

JN015885

松尾ひろ子 著

幻冬舎MC

丹田力（自律神経力）を高めて真我と結ぶヨガ 改訂版

推薦の言葉

　ヨガの真髄が日本人にとってより解りやすく書かれた本が出版されることに、私は今、喜びを感じています。ヨガを誰にも理解出来るように著すことは、ここ数十年出来なかったことです。

　著者の松尾ひろ子氏は、薬剤師でもあり、そのお立場から、心と身体の関係を生理学的な面と漢方医学的な面からの見方を統合されてヨガを説明されています。そのため本書を読まれることで、現在悩んでいる方や体調不良の方が、自然とその原因に気づき、悩みや体調不良がどうすれば改善されるのかが明確になっていくことでしょう。

　著者は私の「真我実現セミナー」に参加するために、10年間東京まで通ってくださいました。回を重ねる度に、心の浄化が飛躍的に進んでいく様子を見させて頂きました。

　そして松尾氏が真我から発している感謝や愛のオーラが強くなっていかれる様子に、求道心の深さと真我に向う真摯な姿を目の当たりにして、私は心を打たれていました。

　松尾氏がヨガの真髄を極めたいと強く求め続けていたからこそ、ヨガの真髄に触れることが出来たのだと思います。

　特に第5章の「真我実現セミナー」での体験談は、深い感銘を受けました。ご自身の体験を通してヨガの真髄を体得された本人が書かれた本であることが、説得力のある内容となったことは間違いありません。

　私が以前、3年間、山に入って、真我から教えて頂いた真我実現セミナーのメソッドが松尾氏の真我を引き出すためにお役に立たせて頂けましたことを大変うれしく思っております。

　本書を一人でも多くの方が読まれ、より幸せな人生を送っていただけますことを切に願っております。

平成24年4月5日

真我実現瞑想創始者　原　久子

原アカデミー代表（USA名誉心理博士）

前書き

〚ヨガとの出会い〛

　幼い頃は誰でも甘いものやお菓子が好きだと思います。

　私もご多分にもれず、幼い時分はお菓子が大好きでした。その理由は、私を溺愛した父がいつもお菓子や果物を一杯与えてくれたからです。

　それで、私のお菓子好きの程度は、他の子よりも強かったようで、食事の代わりにお菓子を食べても構わないというほどでした。

　しかし、身体を作るその時期にお菓子ばかり食べるなどという食生活が身体に良かろうはずもなく、蕁麻疹や小児喘息、また、小児結核を患い、あれやこれやと薬漬け。病院通いで思うように小学校にも通えませんでした。

　さらに、9歳の頃、自転車で転んだときに左ひざを強く打ったことが原因で関節炎を起こし、関節に溜まる水を抜いてもらうために、3年間、定期的に病院に通う生活を余儀なくされました。年齢的にも遊びたい盛りで、特に私は外で遊ぶのが好きでしたから、ひざの痛みで思い通りに走り回れないのは大きな苦痛でした。

　左ひざの痛みは続き、無意識にそれをかばうために、身体を左にねじって歩くようになりましたが、成長期にこのようにおかしな歩き方をした代償は大きく、不自然な姿勢は、骨盤のねじれと横ずれの歪みを作り、背骨、そして頸椎へとその歪みは広がっていきました。

　身体の歪みは自律神経失調症を引き起こし、生理不順、肺結核、卵巣膿腫、肥満や過食症など様々な症状に苦しめられました。

　思えば病気がちな幼少期から始まり、ずいぶんと長い間、体調不良に悩まされてきたものです。

　このような生活でしたから、高校生の頃から、どうすれば今の状況から抜け出せるのかと健康法を模索するようになりました。

　多くの書物を読み、様々な健康法を試してみた末、一番納得がいったのが沖正弘聖師のヨガの本でした。

　しかし、まだその頃は私の住んでいる和歌山にはヨガ教室というものがなく、本を読むのが精一杯でした。

　大学進学にあたり、過食症で学力を落とし、医学部を断念して薬学部を選びました。

　病院で受ける治療、一般的な医療では、外科的な処置でない限り、結局のところ体調を回復させるのは自分の身体と薬です。私はこれまでも数多くの薬を飲んできましたが、完治とはほど遠い状況でした。

　薬学部卒業後は、ある薬局チェーンで店頭勤務をしました。

　薬局では単に処方箋通り薬を出すのではなく、病気の相談をされたときには、自分のこれまでの経験も踏まえ、ヨガの知識や漢方や食事法などの健康法も交えて説明をするように心がけたので、多くの患者さんに信頼していただけました。

　24歳の頃、ようやく和歌山にもヨガ教室ができ、6ヶ月ほど通いましたが、そこでのヨガはどこか表面的で、納得のいくというものではありませんでした。

　そこで、25歳のとき、ついに覚悟を決めて、沖聖師のいらっしゃる静岡の求道実行会沖ヨガ三島修道場へ行くことにしました。

〚沖聖師の教え「苦しみ、病の原因は自分の心」〛

　沖聖師にお会いできた日の感激は忘れられません。

　質疑応答の時間はとても楽しく、沖聖師の教えの一言一言が丹田に染み渡り、今までどこか満足できないでいた私の心の穴が一つずつ埋まっていくのを実感しました。

　その中で、沖聖師から、

「身体と心の病を治すためには、身についた悪い癖（業＝カルマ）をヨガで取り除き、正すことが必要である」

　と教えて頂きました。

　このためには、丹田力を高め、自律神経の働きを高める必要があります。

　神経とは「神の道」と書きます。そして、神とは真の正しさの法則のことだと考えております。

　それに対し、『歪み』は正しくあらずと書きます。心身に正しくないもの、つまり、身体と心の歪み（業＝癖＝カルマ）を正しくすることが丹田力を高めることなのだと考えます。

　つまり、『ヨガ行』とは心と身体の面から正しさを追求する道なのです。

　自分の悪い癖（性格の悪い癖）、過食症を改善したいと願う私にとって、このアカルマ（カルマを解く）ということが、長年のテーマとなりました。

　10日間のヨガ道場での生活により、体力も気力も向上し、視力も 0.08 から 0.7 へと改善しました。

　しかし、丹田力がしっかり身についていない私にとって、それも一時のことで、普段の多忙な生活に戻るとまた過食癖が出たり（この頃は嘔吐がなくなり、過食気味でした）視力も元のド近眼に戻ってしまいました。

　沖ヨガ三島道場には聖師ご存命の間、数十回行かせて頂く機会があり、沖聖師から多くのお教えを頂きました。

　何回目かの道場参加の際、沖聖師は私に、

「北海道から来た山本という男性の面倒をみろ。なんでも山本の言うことを聞いてやれ」とそれだけおっしゃって、私と山本さんのご縁を５日間くださいました。

「アンパンが欲しい」、「ビールが飲みたい」と言われれば、それを町まで買出しに行って与え、山本さんの子供の頃の話も楽しく聞きました。

　２日後山本さんの奥様が道場にいらっしゃって、

「主人はヤクザの組員で自分もひどい暴力を受けてさました。しかし主人は今末期がんになり病院にも見放されたのです。私がこの主人と結婚したご縁を考えたら、主人を人間らしく死なせてあげたいと思い、沖聖師のもとへ連れてきたのです」

　とお話しされました。

　約束の５日が過ぎたところで沖聖師は私を呼び、

「お前、病気の原因は何だと思う？」

　と尋ねられました。

　その頃の私はまだかなり未熟な智恵と知識でしたので、

「食生活の誤りだと思います。」

　と答えると、沖聖師は、

「他に原因は？」

　とお聞きになられました。

「分かりません……」

　と答えると、

「分からないのか。あのね、病気や苦しみの原因は心なんだよ。もっとこれからも勉強しろよ」

　と優しくお教えくださいました。

この日から私の心には『病や苦しみの原因は心』と深く刻み込まれると同時に、この山本さんとの５日間から、『他を生かして自らも生きる』ということを学ばせて頂いたのです。

　山本さんの奥様から直接伝えられた話ですが、山本さんは半年間ぐらい道場で沖聖師の愛を頂きながら生活し、最後の２週間は沖聖師の指示で三島病院へ入院されたとのことです。光に帰る最後の時山本さんはベッドの上で合掌し、「沖先生ありがとうございました」、道場の研修生の名前を１人１人呼んで「ありがとうございました」、最後に奥さまの方をみて「ありがとうございました」と云い、それから南無阿弥陀仏──を20数回唱え続けて肉体から抜けた！とのことです。ヤクザで荒れた心の山本さんの最後は、人間らしく浄化されて地球を卒業され、光の世界へ帰られたのです。
　私は、この話を聴いて、改めて、沖聖師の大きく深い愛を感じさせて頂いたのです。

　私は47年の間、薬局で、生活習慣病やアトピー、がんのケアに努めました。末期がんの方も相談にいらっしゃいましたが、やはり、その多くが心の癖（カルマ）が邪魔して病から脱出できなくて苦しんでいる方でした。
　そして、私自身もその後、心をより良く変えるために自分なりに努力を続けましたが、凡人の私が下手な瞑想を繰り返しても、一向に心が変わる気配はありませんでした。
　しかし、12年前、心を変えられる瞑想法にご縁を頂いたのです。
　それがヨガの行者でありましたお釈迦様の教えの内観反省瞑想だったのです。
　同じ沖聖師にご縁のありました原久子先生にご指導頂いた内観から真我実現瞑想を行なうことで目に見えて、少しずつ心の悪い癖（カルマ）が改善されていきました。

　沖聖師のおっしゃった、「病、苦しみを師匠として学べ、身についた心と身体の悪い癖をヨガ行で取り除け」の教えをもとに、本書ではトータルな心身の改善、進化法（内なる真我と結ぶ法）を、今日までの私の体験から執筆させて頂きたいと思います。本書が多くの病に苦しむ方々や心の悩みの解消に少しでも参考となることができましたら、これに勝る喜びはありません。

著者　松尾　ひろ子

目 次

第1章　進化：身体と心の正しさを求める道

第2章　ヨガ整体で丹田力を高める

第3章　丹田完全呼吸法

第4章　丹田力を高める食事

第5章 内観反省瞑想で真我（内なる神）と結ぶ＝上丹田力強化（正しい理解力）と叡智を内から得る!

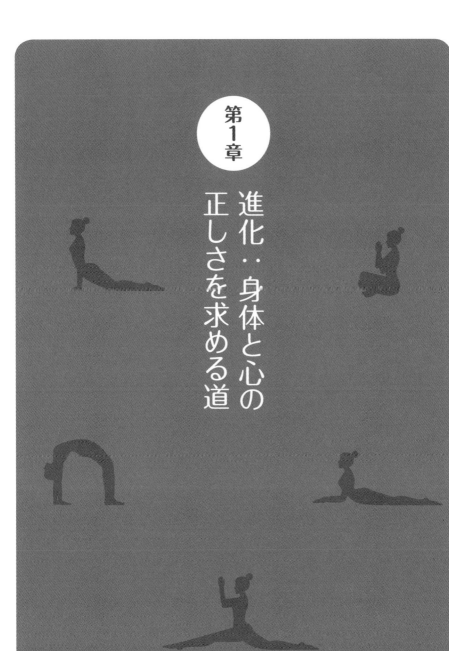

第1章

進化：身体と心の正しさを求める道

〚ヨガ行とは何か?〛

　ヨガは下丹田と上丹田（大脳）を最大限に鍛えて、大脳の働きを良くするために協力できる肉体を創るための行であり、そして人間誰もの内にある真我（アートマン）の叡智や真理を獲得するための道です。

　その方法のひとつが『ヨガアサナ』で、骨盤と脊椎を正しい位置に定め、呼吸のしやすい身体を創ります。これにより、呼吸法でさらに深い呼吸が出来るようになると潜在意識のフタが開き、瞑想が深くなり、内なる真我と結ばれるのです。その結果として自律神経の働きが高まり、整い、心身共に健全となり、さらなる進化した状態にリセットされます。

　「神経」という字は「神の道」と表されていますが、神とは正しさの法則のことだと私は考えています。沖ヨガ創始者の沖聖師は「神とは生命の法則」であると冥想で悟られました。そして、「何が真実かを的確に理解して正しい解釈が出来たとき、はじめて正しい悩みや健康回復の解決法が生まれる」と教えて頂きました。

　また、「歪み」は「正しくあらず」と書くことからもわかるように、身体と心の歪み（思い方の癖＝カルマ）は肉体の病気、心の悩み、人間関係の苦しみとして現れます。

　沖聖師はその病気、苦しみを教師として学び、乗り越えなさいと教えてくださいました。ヨガは肉体と心の面での正しさを求め、追求する道であり、その手段が下丹田、上丹田の強化なのです。この丹田力を高めることが、全ての人間の生まれてきた大きな目的だと考えております。

　神の法則は間違ったことは受け入れず、さらに神の愛は、歪み（正しく不ず）を正しくなる方向へと導いてくださるのです。

　約46年近くヨガの教えにご縁を頂きながら、凡人の私もやっと今、少しだけ、理解と実行が可能になりかけております。

〔下丹田の位置と下丹田力について〕

　下丹田の位置はヘソと腰椎３番と肛門の３点を結ぶ三角形の中心にあります。この下丹田とは解剖学的な名称ではなく、生きている人間だけにあり、死人にはありません。

　身体は左右、上下、前後が対称的に創られており、バランスを自然に保てるようになっています。この人間的姿勢動作のバランスをとる中心点を下丹田といい、この下丹田に重心を常に下ろすことで、腹圧力を保つ力を下丹田力といいます。

　この下丹田力の強弱によって正しい姿勢が保てたり、あるいはくずれたりということが起きます。また、下丹田力は腰腹脚力（実行力）のことでもあり、腰に力が入らないときはやる気も減り、実行力も減少することは誰でも体験していることです。沖聖師曰く、下丹田は自律神経、ホルモン、経絡（気の流れる経路）、血液やリンパ液の循環、骨格（脊椎の中にある脊髄は脳の出張所）や筋肉などのバランスをとる中心点であり、大脳（上丹田）も安定するということです。そして深い瞑想が可能になるのです。

〔丹田に重心の集中する姿勢とは〕

　足の親指と、かかとに同等の力を入れて足裏全体を着地させると、その力を足心（土踏まず）に統一することが出来ます。次にひざ裏を伸ばし、ヘソ下を伸ばすと仙骨にそりが入り、胸が張ります。この状態でお尻の筋肉と肛門を締め、肩の力を抜き、後頭部を伸ばして呼吸を丹田（ヘソの奥３cmのところ）で吐きます（このとき下腹部がへこむほど吐く）。

　この姿勢（自然なＳ字カーブ）を保てる体型になると腰腹部に力がこもるので、腰椎を支える仙骨に圧力が加わります。すると、自然的に仙骨から出ている副交感神経の働きが高まるので、リラックスさせるホルモンのアセチルコリンが分泌され、交感神経とアドレナリン（興奮、緊張させるホルモン）を自然にコントロールできることになります。

　またオーリングテストの創始者の大村恵昭教授によりますと、足親指から交感神経が出ているので、足親指を踏み込むことで下半身の筋肉に力が入って実にな

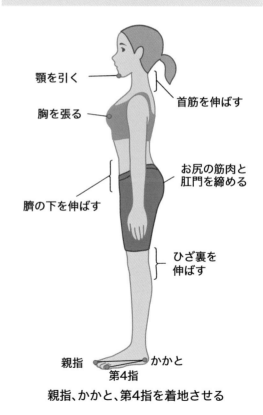

下丹田に重心の集中する姿勢

顎を引く

首筋を伸ばす

胸を張る

お尻の筋肉と肛門を締める

臍の下を伸ばす

ひざ裏を伸ばす

親指　かかと

第4指

親指、かかと、第4指を着地させる

り、上半身はゆるんで虚になって、胸筋も広がり呼吸が深く楽になってリラックスできます（上虚下実な身体になり、腰腹脚力（肚）が出来、丹田力が高まります）。

〚自律神経と背骨、骨盤と臓器の関係〛

　自律神経には交感神経（緊張）と副交感神経（リラックス）があり、全身縦網に張り巡らされております。脊椎は頸椎７個、胸椎１２個、腰椎５個と仙椎５、尾骨３〜６個から出来ておりますが脊椎の中に脊髄（脳と同じ働き＝中枢神経）が脳幹部から出て頸椎から尾骨まで通っております。<u>交感神経は、この脊髄から均等に出ており、副交感神経は仙髄からと、脳幹から頸髄を通って内臓に出ております。</u>

　そして、この交感・副交感二つの神経は互いに同じ器官に対して反対の作用をする形で働き、<u>意識とは無関係に、反射的に、血液やリンパ液の循環、代謝、消化、吸収、体温調節、白血球（顆粒球とリンパ球）の支配などを行っております。</u>

　また、<u>内臓の機能も自律神経の働きであり、自律神経は脊髄を通って内臓に出ているので、脊椎に歪みが起こると内臓にも異常が起こるのです。</u>

　ですから、骨盤（仙骨、腸骨、他）や脊椎をＳ字カーブの正しい位置へ修正することが丹田力のある健康体を創るためには必要なのです。

自律神経

脊椎

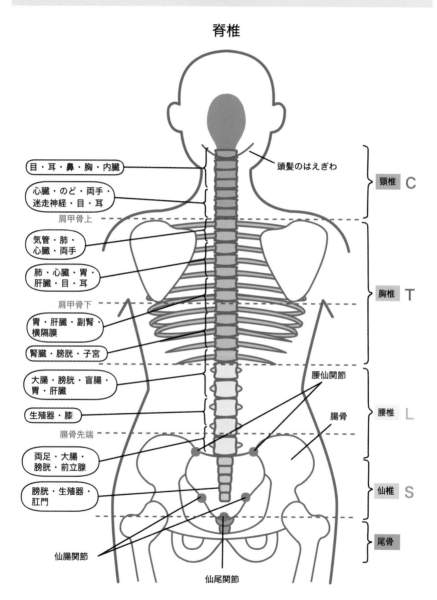

目・耳・鼻・胸・内臓

心臓・のど・両手・迷走神経・目・耳

肩甲骨上

気管・肺・心臓・両手

肺・心臓・胃・肝臓・目・耳

肩甲骨下

胃・肝臓・副腎・横隔膜

腎臓・膀胱・子宮

大腸・膀胱・盲腸・胃・肝臓

生殖器・膝

腸骨先端

両足・大腸・膀胱・前立腺

膀胱・生殖器・肛門

仙腸関節

仙尾関節

頭髪のはえぎわ

腰仙関節

腸骨

頸椎 C

胸椎 T

腰椎 L

仙椎 S

尾骨

〔自律神経について〕

　自律神経は、人体を形作る37兆個の細胞の働きを無意識に調整しています。内臓の働きを調整するために、交感神経、副交感神経それぞれの神経末端から神経伝達物質（ノルアドレナリン、アドレナリンなど）というホルモンの一種が分泌されます。この神経伝達物質が自律神経の指令を伝え、37兆個の細胞を刺激して、細胞の働きを同調させています。

　また、自律神経は白血球も支配していることが、安保　徹（新潟大学大学院医学部名誉教授）、福田　稔（福田医院医師・当時）両先生のご研究でわかりました。

　白血球は、顆粒球（真菌や細菌など食べて処理する働き）とリンパ球（ウイルスなど微小な異物やがん細胞を攻撃する働きなど）、単球でできています。顆粒球は交感神経が支配しており、リンパ球は副交感神経が支配しています。健康な状態の白血球は、顆粒球が54％〜60％、リンパ球が35％〜41％といわれています。

〚交感神経を刺激するもの→働け!〛

（エネルギー消耗型・活動型・攻撃型神経）

> ＊吸う呼吸
>
> ＊早い呼吸
>
> ＊縮む筋肉につながっている
>
> ＊背骨を動かす、ねじるポーズ、前屈ポーズ
>
> ＊冷える、冷たい刺激、寒い気候
>
> ＊酸性食品（カルシウム：リン＝1：6以上の食品、肉食や白砂糖の
> 　多い甘いものなど）
>
> ＊大食、過食をする
>
> ＊過労、睡眠不足、不眠が続く、極度な運動不足、運動過多
>
> ＊思考、挫折、恐怖心、不安感、緊張、ストレス、悲しみ、怒り、嫌悪感、
> 　憎しみの心（カルマ＝思い方の癖 P119 参照）
>
> ＊化学薬品の長期服用（特に消炎鎮痛剤、ステロイド剤、抗がん剤、
> 　降圧剤、睡眠薬、アレルギー剤他）

　これらの刺激が視床下部（眉間の奥の脳にあり、自律神経、ホルモン、経絡の親コンピューターであり、骨髄の白血球生産と動員の調節、食欲、体温、血糖値、酸素濃度、などの調節をする働き）に伝わり、

視床下部

交感神経を刺激	→	アクセルを踏むように全身の神経がまるで交響曲を奏でるがごとく活動し全身をふるいたたせる！

副腎髄質 に伝わり、

ノルアドレナリン(覚醒ホルモン、元気の素、出過ぎると怒りが出るホルモン)

アドレナリン（覚醒ホルモン、出過ぎると恐怖心が出るホルモン）の分泌が

起こる

交感神経の緊張度や持続時間の長さによって副腎髄質ホルモンのノルアドレナリン、アドレナリンの分泌量が決まり、分泌量に比例して次の体内の反応が起こる。

①心臓がドキドキ＊血流障害＊血圧上昇＊血糖値上昇＊脂肪肝ができる。

②筋肉グリコーゲンが分解されて乳酸（肩こり、筋肉痛の原因）ができ、この乳酸の中和のためにカルシウムイオンが使われて血液の酸性化（血中のCaイオンが減少）が起こり、結果、菌に負けやすくなる。

③白血球の一つの顆粒球が約60％以上に増加し、その結果、活性酸素が大量放出され、組織破壊の病気（がん、胃潰瘍、甲状腺機能障害など）が起こる。

④リンパ球が減少し顆粒球（約60％）とリンパ球（約35％）の比率がくずれる。

⑤興奮気味な緊張した心と身体になる。

交感神経の持続的優位が起こると病気発症!

〔副交感神経を刺激するもの→休め!〕

(エネルギー充足型、リラックス型)

＊ゆっくり吐く呼吸（丹田完全呼吸）

＊背骨をそらす、弓、アーチのポーズ他

＊ゆるむ、伸びる筋肉につながっている

＊腹を動かす、笑う、丹田呼吸法、歌う、好みの音楽を聞く

＊瞑想やヨガアサナをする、漢方薬、針治療

＊温刺激

＊少食

＊アルカリ性食品（野菜、豆腐、味噌汁、果物、海藻他）
　Ca：リン＝1：2以下の食品をとる

＊深い質の良い睡眠をとる

＊感謝の心、下座心（謙虚）、奉仕の心（お返し）、喜び、愛、希望、
　慈悲の心を持つ（真我の心 P119 参照）

視床下部

副交感神経を刺激 同時に　プロスタグランジンが増加して血流がよくなる

治癒反応（痛み、腫れ、かゆみ、発熱など）
が起こる
　病気回復

副腎髄質

アセチルコリンが分泌される

＊血液のアルカリ性化（Caイオン量が一定化し健全な血液状態）

＊血管が拡張して血流がよくなり身体が温かくなる

＊血圧が適度に下がる

＊血糖値が下がる

＊大便、小便の排泄力が高まる

＊白血球の一つであるリンパ球の比率が約35％に増え、がんや感染症、
　胃潰瘍、風邪、他が治癒する

病気回復、安らいだ心身になる

〔丹田力が高い人とは〕

　自律神経が丁度良いときに、丁度良い程度に、交感・副交感神経が働いて
いるときは健康状態で、落ち着いた心と身体（脳波はα波）になります。

　例えば、夜、眠りにつくときに副交感神経が優位に働き、朝の活動時に交
感神経が適度に優位になる人は、自律神経のバランスがとれている丹田力が
高い人であるといえます。

〔自律神経、ホルモンと蝶形骨と骨盤の関係〕

　下丹田の位置の近くに仙骨があります。

　頭蓋骨の中心には蝶の形をした骨（次頁イラスト参照）があります。

　仙骨とこの蝶形骨は、絶対にセラミックなどの他の物質で代用できない骨だそうです。

　頭蓋骨は23個の骨からパッチワークのように出来ており、この頭蓋骨は歩行などで仙骨の動きからの振動を受けて、少しですが、まるで呼吸をするがごとく動いております。この頭蓋骨の中で特に重要な骨が蝶形骨（蝶が羽を広げた形）で、この中心部にはトルコ鞍と呼ばれる小さな穴があり、ここに、間脳の底部の脳下垂体が馬の鞍にまたがるようにぶらさがって納まっています。蝶形骨は仙骨からの振動を受けて、蝶のように羽を震わせ、この間脳と脳下垂体に直接伝えるという役割がある、とても重要な骨です。

　そして、間脳には視床下部という自律神経の中枢があり、視床下部は脳下垂体に指示を出して全ホルモンの分泌をさせます。仙骨から発した振動は蝶形骨を通じて視床下部、脳下垂体へと伝わり、さらに、自律神経、ホルモン分泌を通じて全身へと広がっていきます。

　つまり、仙骨の歪み（つまり骨盤の歪み）があれば、仙骨から発する振動に乱れが生じ、全身に不調和が生じてしまいます。よって、自律神経とホルモンの働きのバランスをとるためには骨盤（仙骨）と脊椎の修正が必要なのです。

蝶形骨の位置

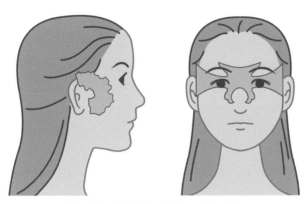

蝶形骨は頭蓋骨の中心にあります。

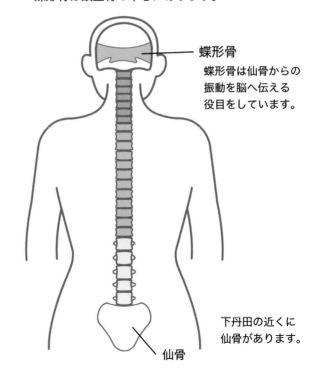

蝶形骨

蝶形骨は仙骨からの
振動を脳へ伝える
役目をしています。

下丹田の近くに
仙骨があります。

仙骨

〖丹田に重心がこもらない（腹力の弱い）姿勢の出来る原因〗

(1) ヒールを履くと、足小指側に力が入り恥骨が前に出てしまい、アゴの出た体型になる

(2) 事故やケガ、ひざ、足首の歪み、尻もちを打つ

(3) 間違った姿勢の持続で歪む（仕事の姿勢）

(4) 不完全呼吸（胸の力が抜けて肩の上がった姿勢になります）

(5) 食生活の偏り、過食、アルコールの多飲で内臓疾患が起こると、人間に備わった生命力（自然治癒力）が治癒を促すために、その内臓に近い筋肉を収縮させ、血管をポンプのようにしてより多くの血液を内臓へ送る。しかし、食が改善されずに疾患が続くと筋肉が収縮したままになり、腱で背骨にくっついている筋肉が接続している部分の背骨を引っ張ってしまうので、背骨に歪みが生じてしまう

(6) 偏った感情や考え方の持続で歪みを作る（例えば不安な人は前かがみの姿勢になる）

〖丹田力（自律神経力）を高める実践法〗

(1) ヨガ整体で骨盤（仙骨、腸骨）、脊椎の歪みを正し、背骨をS字型の正常位置に戻すこと（自律神経力が高まり呼吸も楽になる）
S字型のばねに戻すことで体重を全身に配分することが出来、歩行による脳への衝撃を緩和することが出来る
腸腰筋（大腰筋と腸骨筋）を鍛えて骨盤をしっかり支える

(2) 丹田完全呼吸法で呼吸をさらに深くなるよう、訓練し、さらに自律神経力を高める

(3) 食事の質と量を正し、内臓や血液を正す

（4）内観反省瞑想（お釈迦様のお勧め）を行い自分を苦しめている悪い心の
　　癖（カルマ）を除く

　この４つの項目を次の第２章からもう少し詳しく説明していきます。

ヨガ整体で丹田力を高める

〔丹田力を高めるヨガ行10段階〕

ここでは、沖ヨガ10段階について簡単に説明します。

第一段階 心構え

ヤマ（禁戒）『持ってはいけない心』

＊傷つけない、いじめない、間違ったことを言わない、物事を自己化しないうちに知ったかぶりで話さない、などです。

ニヤマ（勧戒）『持たなければいけない心』

＊心身を清らかにせよ（自分の身体に合った食事をする、自分にウソをつかず、自分らしく生きると健康になる）、足るを知れ、などです。

自分のヤマ、ニヤマを持って生きていくことが第一段階です。

第二段階 身構え

アサナ＝動禅行法

アサナ整体で自律神経力強化＝下丹田力強化を行なう。

第三段階

プラーナヤマ＝呼吸法と食事法

自律神経力強化＝下丹田力強化を行なう。

第四段階

プラティヤハラ＝制感自律行法

自分の意思で心と身体をコントロールする訓練。

ここからは**ラジャ（心）ヨガ**⇒上丹田力の強化（結果として自律神経力強化）。

第五段階

ダラーナ＝統一行法

心の統一。集中。

第六段階　デイヤーナ＝禅定行法
最高の安らぎと安定を意味する。

第七段階　バクティ＝信仰行法
心を無にして、無条件で自分を他に捧げる訓練！

第八段階　サマーディ＝三昧行法
相手の心に共感し、自分と他人が一つになること。自他が一つになり、和合協力して生かし合う。

第九段階　ブッディ＝仏性啓発行法
聖心行法ともいわれ、全てのご縁を有り難いと受け取る訓練。

第十段階　プラサード＝法悦行法
真の歓喜行法であり、私の喜びとあなたの喜びと神（真我）の喜びが一つになった状態。

〔ヨガアサナ整体の目的〕

　ヨガアサナ整体で骨盤、背骨の位置を正します。それにより頸椎の位置が整い、自律神経力が高まって、内臓の働きが良くなります。

　骨格筋は腱で骨にくっついているので、背骨の歪み、身体の歪みによって筋肉がよじれ、硬くなってしまいます。ですから逆に、歪みを修正すると、全身の筋肉が緩み、血管も可動性が広がるので、血流がよくなり、胸筋や腹の筋肉も呼吸のしやすい状態となります。

　丹田に重心が下りて（丹田力が高まり）そしてさらに深い呼吸法を続けると内なる真我と結ばれていくのです（真我の説明は第5章参照）。

人体の関連部位について

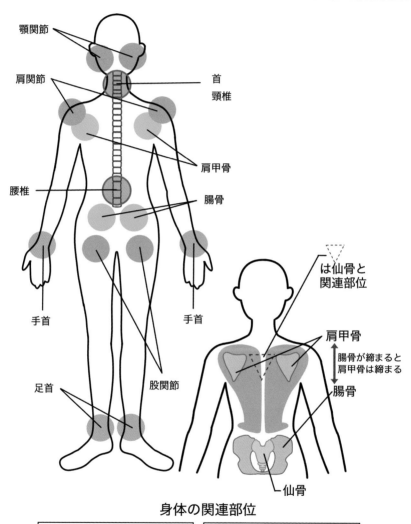

顎関節

肩関節

首
頸椎

肩甲骨

腰椎

腸骨

手首

手首

は仙骨と
関連部位

肩甲骨

腸骨が締まると
肩甲骨は締まる

腸骨

足首

股関節

仙骨

身体の関連部位

首―手首―腰椎―足首	肩関節―股関節―顎関節
頸椎―腰椎	仙骨と顎骨
	肩甲骨―腸骨

〔神経と体の関連部位について〕

　姿勢が悪くなると背骨が歪み、背骨や脳から出ている自律神経（内臓の働きを支配）や血管、皮膚に出ている知覚神経などが圧迫されて、その働きに異常が生じます。例えば、腹痛を起こしたとき、ある特定の背部が同時に痛み、その部分を刺激すると痛みが薄らいだりします。

体の知覚神経（皮膚分布）、支配領域

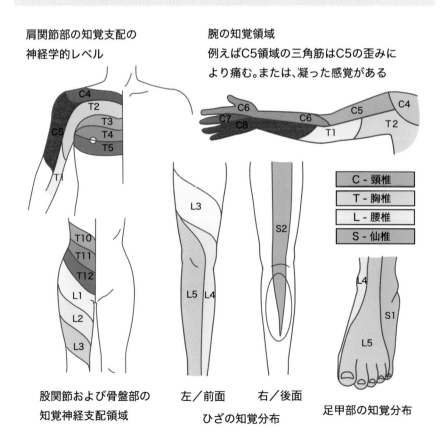

肩関節部の知覚支配の
神経学的レベル

腕の知覚領域
例えばC5領域の三角筋はC5の歪みにより痛む。または、凝った感覚がある

C - 頸椎
T - 胸椎
L - 腰椎
S - 仙椎

股関節および骨盤部の
知覚神経支配領域

左／前面　右／後面
ひざの知覚分布

足甲部の知覚分布

〔無意識の働き、カルマ（業）と体癖〕

　沖聖師曰く、「偏った感情の傾向や、好き嫌いによる食事の偏りや、栄養の過不足を続けたり、身体の使い方の誤りによる歪んだ姿勢を持続していると、心と身体の習慣となってしまう。この後天的な歪みを性癖（思い方の癖）と体癖といい、この両癖にプラス先天性の思い癖や体質が固定化したとき、各人特有の体型が出来てくるのである。

　習慣によって、心身についた癖は、無意識に自分の動き方、考え方を一方的な方向に偏らせてしまう働きとなる。ヨガではこれをカルマ（業）という。このカルマが『せしめる働き』となり、人間の心身上に様々な現象を作り出す。

　我々は病もうとか、悩もうとかと思わないのに、つい、病んだり、悩んだりしてしまうが、これを作り出す働きがカルマなのである。

　人間はこのカルマ（性癖＝思い方の癖、体癖）より生じた障りを、意識的に取り除く方法を講じなければならない。

　ヨガ行法はこれを目的とし、ヨガはこの無意識の働きである『せしめる働き＝原因』が病気や苦悩を作り出す方向へいくのなら、これを健康と解脱（悟り）の方向へ、方向転換させる行法である。内側の無意識の働きは、外側の思考傾向と行動傾向として表現される」。

〔体癖と感情、生理状態の関連性〕

　さらに沖聖師曰く「体癖は心理、生理の解剖学的な現われなので、感情は体型を通して表現され、内の生理状態もまた体型として現れるのであって（例えば、腎臓の悪いものは重心が後ろに落ちた前かがみの過食型で右肩が上がっている）、この体型を通してその人の感情状態と生理状態を推測することが出来る。悪事を重ねていると悪人相が出来るのと同様に、その人の感情状態と生理状態は人相だけでなく、体癖も作り上げていくのである。

自己を創り上げるのは自分であり、一切の責任は自分の負うべきものである」。

ということです。

〔姿勢の歪みを正すと心と病気が正される!〕

心の状態が姿勢に及ぼす影響は大きいものです。

心配性の人は、前かがみの姿勢が身についているし、喧嘩早い人は肩が上がって、骨盤がねじれている。不安定で小心の人は足が弱く、しかも極端に体重を小指のほうにかけていて、腰と腹の力が弱く、首がこっています。

よって体癖（姿勢）を正すと、内側の働きも良くなるので（自律神経の働きが高まり、ホルモン〔＝心も熟成する〕のバランスも良くなり、内臓も元気になる）、心も正されやすくなるのです。

体癖の歪みは、二段階目のヨガアサナで修正し、内臓からくる歪みは第４章の食事法で正し、さらに思い方の癖を五段階目からの瞑想行法（第５章の内観瞑想）で修正していくのです。

〔体癖のねじれ、横ずれ、前屈、後屈の修正〕

腰椎を見ますと、ねじるときの骨は３番の骨、横へずらす骨が２番４番の骨、前・後屈の骨が１番と５番です。骨の位置は３番が中央にありその上下に２番４番、その上下に１番５番が位置しております。

よって、ヨガアサナ（ポーズ）で、ねじれ、横ずれ、前屈、後屈の順にヨガ整体すると身体の左右対称と前後のバランスがとれやすいと私は考えております。身体のバランスがとれると筋肉の伸縮性を正常化して骨格の位置を正し、無理なく重心が丹田にこもり、丹田力の高い身体が創られます。

まずはやさしい準備整体ヨガを行なって歪みを修正し、その後、関連部位

の整体法で自分に必要な整体を行なってください。次に少し難易度の高いヨガアサナのねじり系、横ずれ系、前屈系、後屈系を行なうとさらに効果的です。

　あまり難易度の高いポーズを無理に行なうと逆に、歪みを作ってしまうこともありますので、今出来るポーズを選んで、行なってみましょう！

準備整体ヨガ プログラム

やさしい
基本整体
プログラム
です。

---

* ヨガアサナは空腹時に行なうと効果大です。風呂上がり30分後は身
　体が柔らかいので行ないやすいですよ。食後すぐや飲酒後は内臓に負
　担がかかりますので、避けてください。

* 3呼吸キープは下腹部をへこませて深く吐き、吸う呼吸は軽く吸う。
　丹田を使って深い呼吸をしながらヨガを行なうと、整体効果はさらに
　アップし、深い睡眠がとれるので元気が増します。

モデル:楠本紋子

1　身体のアクビ体操

　それでは身体のアクビ体操から始めましょう。

　仰向けに寝て、両手は上に伸ばし、両足は腰巾に開きかかとを突き出します。①両手は息を吐きながらウーンとしっかり上に伸ばし、両足は下にしっかり伸ばします。2回やりましょう。②次に右手と右足だけを息を吐きながら、ウーンと思い切り伸ばします。2回行ないます。

　ハイ！　次に左手と左足を息を吐きながら伸ばします（2回）。次は右手と左足の交差で息を吐きながらウーンと伸ばします（2回）。次に左手と右足を伸ばします（2回）。

　この身体のアクビ体操は起床時や寝る前に布団の中で行うと、全身がストレッチされて目覚めも良くなったり、睡眠も深くなります。簡単に行なえるので、毎日、行ってみてください。

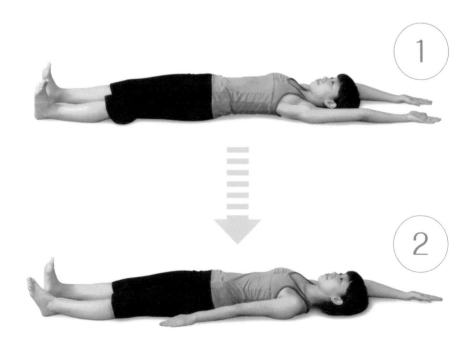

2　足首回し

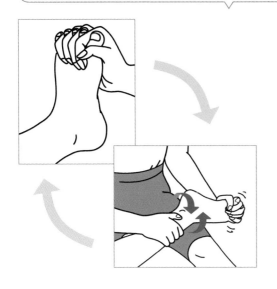

　両足長座して、右足を折り、左ひざの上におきます。右足指の間に左手指を入れて、右手は右足首を持ち、前に20回、後ろに20回ゆっくり回す。

　足を替えて反対も行う。

効　果

足の血行促進、手足指は経絡（エネルギーの経路）が起始しているので、内臓の働きも促進する。

3　足裏踏み

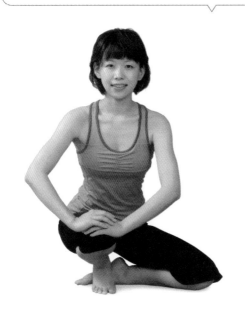

　右ひざを立てて、左の足裏を上に向ける。右かかとで足の全体を踏む。

　このとき、右ひざを横にゆする。痛むところは何度も踏む。反対も行う。

注：足指は痛いので踏まないこと。

効　果

疲れると足裏が硬くなるが、足裏は全身と関係し、踏むことで全身がゆるむ。

4　ねじりのポーズ

　両足を揃えて長座し、両手を真後ろにつき、息を
吐きながらゆっくり上半身を右にねじって、額を床
に近づける。

　次は左で、左右４回、やりにくい方へ、さらに２
回ねじる。

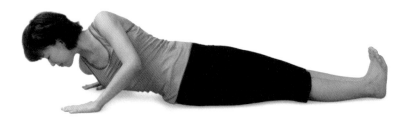

5　お尻おとし

　正座から左右へ、ゆっくりお尻をおとす。次に左
へおとす。左右４回行ない、やりにくい方へさらに
４回おとす。

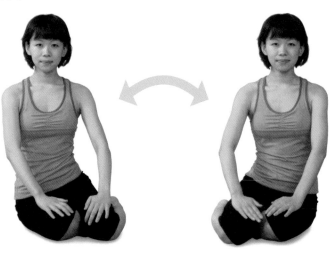

6 腸骨を開いて前屈

①右足を外に曲げ、左足を伸ばしてかかとを突き出し両手の平を床につける。

②ゆっくり息を吐きながらゆっくりアゴを出してお腹、胸、アゴと両手を伸
　ばして、前屈していく。

③呼吸キープ。

①へ戻る。反対も行ない、やりにくい方へもう１回行なう。

効　果

腸骨の開きの左右バランスと骨盤調整。

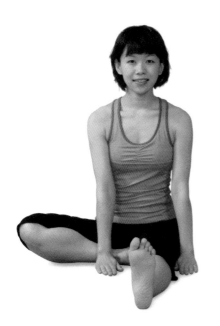

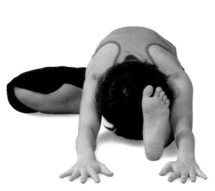

7　腸骨を締めて前屈

①右足を内へ曲げ、左足を伸ばしてかかと突き出し

②両手を足の両側に伸ばして息を吐きながらゆっくりお腹、胸、アゴと前屈
　する。3呼吸キープ。
　反対も行なう。やりにくい方へもう1回行なう。

効　果

腸骨の左右のバランス
骨盤調整。

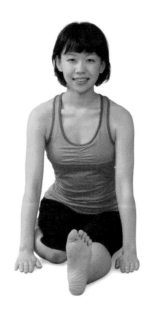

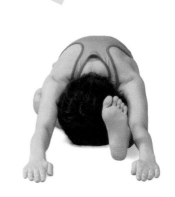

8 合跡骨盤ねじり修正ポーズ

①足裏を合わせて合跡する。

②ひざの高い方の足を内に曲げ、もう一方の足を開いて伸ばす。伸ばした方へ、上半身をツイストし、両手を伸ばして、吐きながらゆっくり前屈（下腹、胸、アゴの順）。

5呼吸キープ。再度、合跡して、ひざの高さが左右揃ったか、チェック。揃わない場合はさらに呼吸のキープを多くすること。

効　果

ひざの低い方へ、骨盤がねじれているのを修正する。（身体のねじれは、内臓の位置もねじれて、働きが悪くなる）

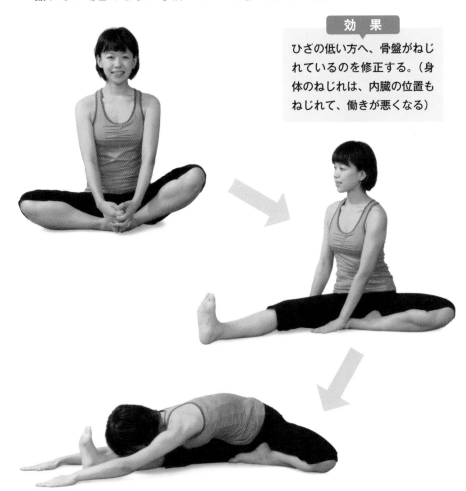

9　開脚前屈

両足を無理なく開き、ひざ裏を床につけ、かかとを突き出し、両手を前につき、ゆっくり、腹、胸、アゴと前屈する。

3呼吸キープ、元に戻る。

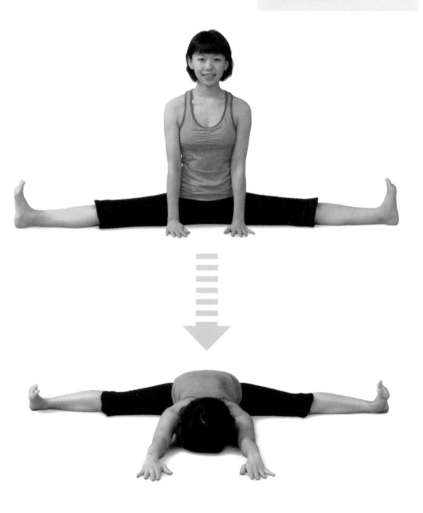

10 後屈 かっこう鳥のポーズ

　両手で胸の横、脇を締める。足を腰幅に開き、まず息を吐き、次に息を吸いながらゆっくり、そっていく（そりが苦手な方は両手を一手前におく）。

　3呼吸キープ、息を吐きながら、ゆっくり元へ戻る（それない人は両手を前にずらしてつき、そったとき、恥骨が床につくように、両手の位置を決めてください）。

効　果

胸を開き、仙骨や腰椎にS字カーブを作り、骨格を調整する。

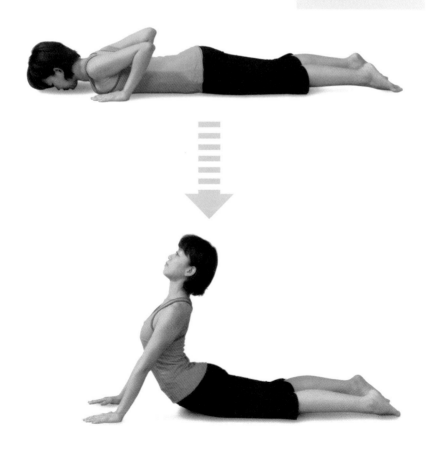

11 シャバアサナ

両脇は卵が1、2個入るぐらい開き、足は腰巾に開く。

目を閉じ、身体のどこにも緊張がないか、身体の中に意識を向けましょう。

緊張している部分は少し揺らして、力を抜いてください。3分行なう。

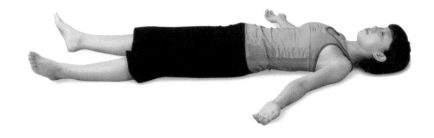

関連部位による整体法

部分整体法は必要な部分を行なってください。

準備整体ヨガで身体の歪みを修正後、行なうとさらに効果的です！
吐く息では下腹を絞るようにして吐ききる丹田呼吸を行なってください。

モデル：楠本紋子

A 手足指ヨガ（内臓を元気にする）

①四つんばいで、手指先と足指立ちで身体を支え、前中央に上体を移動し、次は右へ移動、次にお尻を右後ろに引いて、右後ろに移動、次はお尻を左へ、次は左前に移動する。

体重を前に移動したときは、手指先に体重をかけ、後ろに体重をかけたときは足指に体重をかける。

身体で四角形を描いて、手足指を鍛える。左右6回行なう。

効 果

手足の指は内臓の経絡（エネルギーの流れる経路）が起始しているので、手足の指を鍛えると、内臓が元気になる。指が痛むときは体の歪みがあるので、ゆっくり行い、痛みが軽減するまで行なう。

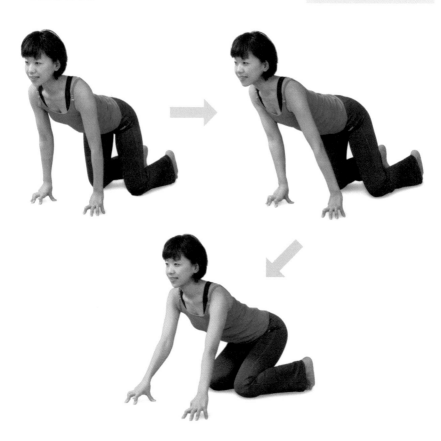

B 肩、胸、腕のこり整体ヨガ

1 肩を大きく回す体操

両足を腰巾に開き、足小指側を平行にして立ち、腕を肩から前に 20 回回す（できるだけ耳のそばを通って回しましょう）。

次に後ろへ 20 回回す。

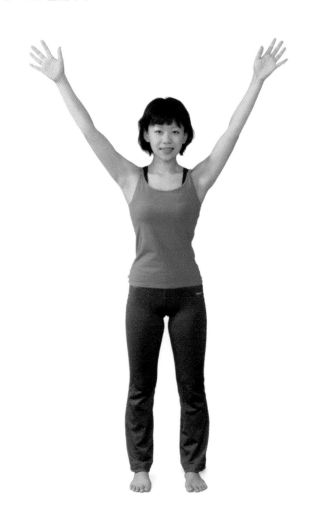

2 正座ワシのポーズ
（椅子に座ったり、立ってもOK）

①右の手を拝む格好にする。次に左の手を
　下から絡めるようにして、右手首を内へ
　ねじり、手の平を合わせて両指を組む。

②次に息を吐きながら、右の腕を左の腕で
　左へ強く引く。3呼吸キープ。

③次はそのままで息を吐きながら上下バウ
　ンドを20回行なう。このとき右肩甲骨
　を意識すること。反対も行なう。

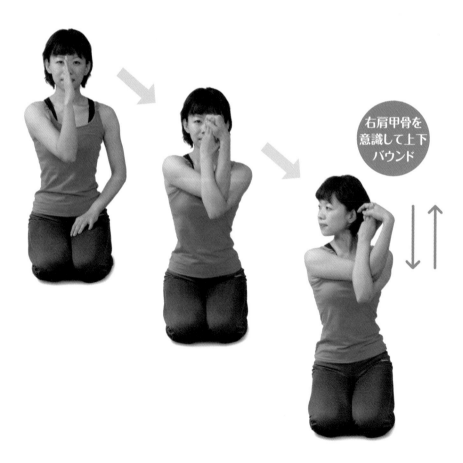

右肩甲骨を
意識して上下
バウンド

③ 扇形腕伸ばしポーズ

①四つんばいで両手を肩幅に開き、足指先立ち両
　ひざは閉じる。お尻の上にかかとを下ろし、両
　腕を伸ばして両脇を床に下ろしていく。3呼吸
　キープ。元の四つんばいに戻る。

②次に、一手分横に両手を移動し同じようにお尻
　をかかとに下ろし脇と腕を伸ばす。さらに一手
　分を広げ、さらに一手と四手ほど横に広げてい
　きます（伸ばして、脇で5回バウンドすると
　効果的）。

両手は
一手分ずつ
広げていく

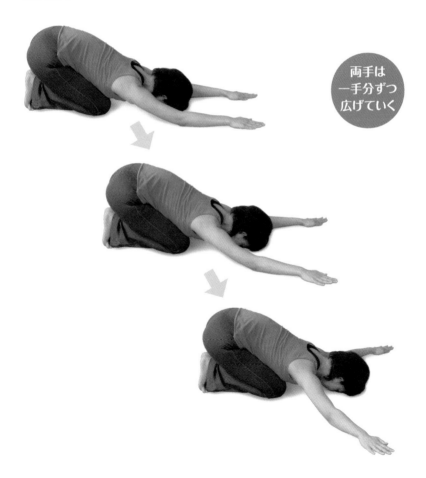

C　首のこり整体

　首こり病がもたらす３大症状は、1.自律神経失調症、2.めまい、3.緊張性頭痛です。

　首こり病が進展すると『頸筋性うつ』が発症します。うつの人は骨盤の歪みと肩甲骨の歪みから頸椎を歪ませ、首の筋肉が硬くなっています。ひどく硬直している人は先に、温湯に浸したタオルを首に巻き、首の筋肉を温めて、ゆるめてください。そうすると首こり整体がやりやすくなります。

首こり病のもたらすその他の症状と原因

　イライラ、やる気不足、不眠、パニック障害、慢性疲労症候群、血圧不安症、微熱、ドライアイ、冷えのぼせ、他です。

　原因はパソコンなどのうつ向き姿勢、固定した歪んだ姿勢での作業、ムチ打ち、冷え、内臓疾患、過飲食、ヒールを履いており骨盤が歪んでいる、心の緊張、などで首こり状態になっております。

　「骨格の仕組みは、体のどの部分の歪みでも結局は首の歪みを作ります。

　その理由は、首は頭に近くて、最も異常を感じやすく、早く健康改善の対処に取り組めるからです」。

　準備整体＋関連部位整体（A、B、C）を続けて行なうと、症状が改善されますよ！

1 首らくらく手首ふり体操

　始めに首のねじり具合をチェック。足は腰巾で、やや内股で立ち（椅子、正座、割り座 OK）、手首を上下に振り、ひじと肩も一緒に振る。同時に腰も左右にねじりながら、ひざの屈伸も入れて足親指に力を入れ、手首、ひじ、肩も振る。息を吐きながら 20 回。

　次に、手首、ひじ、肩を外回し 20 回、次に内回し 20 回、腰、ひざ屈伸も同時に行なう。首のねじりがやりやすくなったかチェック。まだ硬いようなら振る回数をさらに増やしても良い。

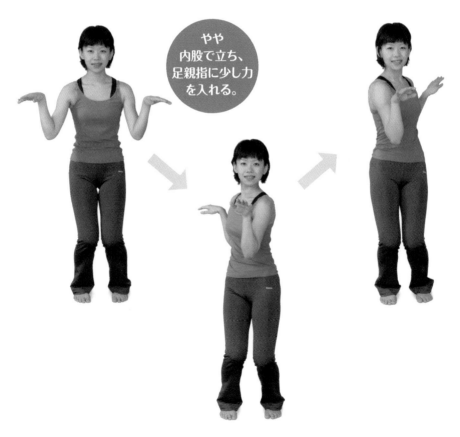

やや内股で立ち、足親指に少し力を入れる。

57

2 腸骨と肩甲骨を締める体操

①割り座で、両手は後ろで手の平を合わせて組み、
　胸を張り、肩甲骨を寄せるように、両腕を上
　げる。

②そのまま、息を吐きながら前屈して床に額をつ
　け、両腕をさらに頭の方へ持っていく。額はそ
　のままの位置で両腕を左に持って行き、右胸を
　天井にめくると右胸が伸ばされる。

　次に、両腕を右に持って行き左胸を伸ばす。左
　右交互にゆっくり6回行い、やりにくい方はあ
　と3回行なう。

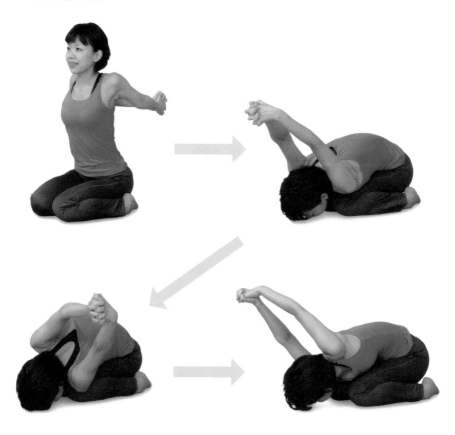

D 大腰筋（骨盤内にある筋肉）を鍛える（アンチエイジング）

大腰筋の３つの働き（正しい姿勢を維持する働きがある）

1 背骨を内側に引っ張り、自然なS字型に保つ。

2 骨盤を支える。

3 太ももを上げる。

（大腰筋が弱ると足が上がらないので転倒するのを防止、また大腰筋を鍛えることは腰痛防止にもなる）

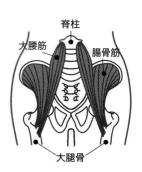

■1 仰向け足踏み（ひざ痛の方もOK）

①仰向け、両手は身体にそわせ、手の平は床に向け、足は腰巾で、右足はかかとを突き出してひざはまっすぐに伸ばし、同時に左足は腰の方へ引き上げる。

②次は逆を行い、①と②を交互に行なう。左右10回を3セット行なう。自然呼吸で骨盤の左右を上下に動かすようイメージすること。

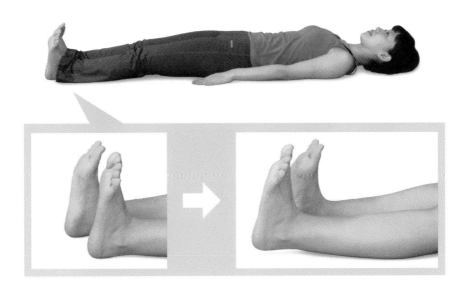

② ひざ、ひじつけ運動

①腰巾で立ち、両手を頭の後ろで組む。

②左ひじと右ひざがつくように、身体をひねる。ひざを出来るだけ上げる。
　左右交互にゆっくり行なう。10回〜20回行なう。

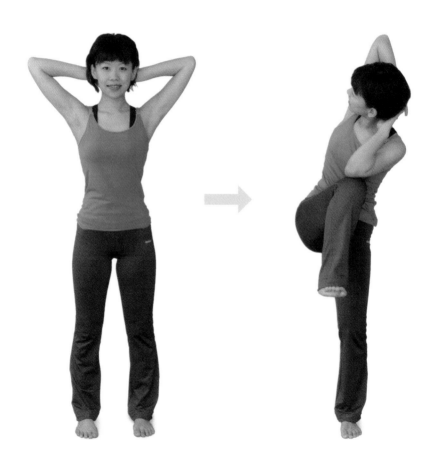

E 仙骨の異常は足裏を踏むと修正される

〔下記の a 、 b 、 c の場合に足裏を踏むと改善される〕

a 股関節が硬く、合跡でひざが床につかない人の場合

b バッタのポーズで足が上がりにくい人の場合

c スキのポーズで足が平行に上がりにくい人の場合

d 腰痛時、足裏の親指側を踏む。その後、足裏全体を2～3分踏むと整体される。

①自分で踏む場合は足裏踏み P43 参照。

②二人組で足裏を踏む場合、踏まれる人の足は内ハの字。踏む人は外ハの字に行い、足裏の腰椎、胸椎、全体を踏む。

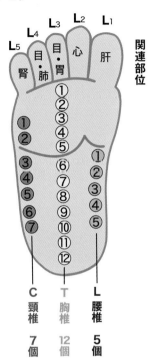

②

効 果

足指は踏むと、痛いので踏まないように！

61

F　直立筋を鍛える体操

①うつ伏せ、ひじから下を床につけ、両腕は平行、足は指立ちひじと両手、足の指先で身体を支えて、息を吐きながら、ゆっくり身体を前に移動し、息を吸って真ん中に戻り、息を吐きながら、後ろへ移動する。これを前後3回、2セット行なう。

効　果

でん筋（お尻）、腹筋、大腿四頭筋（太もも）は直立するときに大事な直立筋です。年齢と共にこれらの筋肉が衰えると、じっと立てず、ウロウロしてしまう。直立筋を強化することで、丹田力のある姿勢を保つことが出来ます。（サルは直立筋がないのでウロウロする）

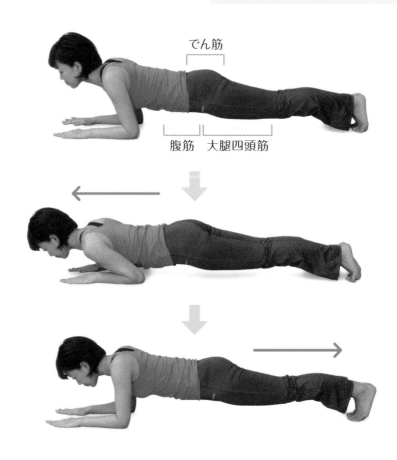

でん筋

腹筋　大腿四頭筋

G　鼻づまり解消ヨガ

①まず鼻の通りが左右均等か？をチェック。

②うつ伏せになり、足巾をできるだけ大きく
　開く。両手は頭の後ろに組んでひじを開く。

③息を吸って上体をそり、ゆっくり右にね
　じって、左肩とひじを床につけに行く。3
　呼吸、下腹部を絞って行なう。足のかかと
　を突き出してアキレス腱を伸ばし、ひざも
　ピンと伸ばす。

④次に逆に戻ってそって、息を吐きながら、
　上体を床に下ろす。

⑤同じく右にねじる。左右2回ずつ行ない、
　やりにくい方、さらに2回行なう。

⑥次は足巾を腰巾に開いて同じように行なう
　となお効果的です。

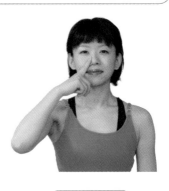

効　果

漢方医学では腸と肺と鼻は関連部位です。鼻のトラブルは腸のトラブルが影響し、肺呼吸がうまくいかず、このとき、胸筋が縮んでいるので、胸筋を伸ばすと鼻腔も広がり、鼻詰まりが解消される。

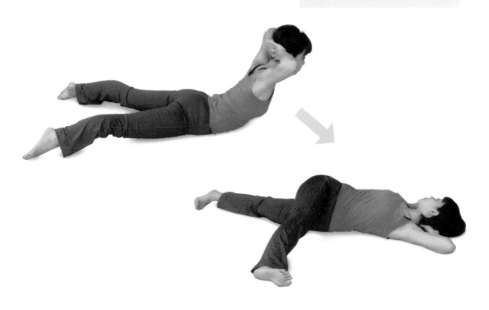

H　快便ヨガ（朝排便前に行うと効果的です）

　快便であり、腸が綺麗であることは、血液成分の健康状態に繋がります。快便の食事は、第4章の食事法P99を参照してください。

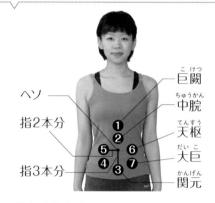

こけつ
巨闕

へソ

ちゅうかん
中脘

指2本分

てんすう
天枢

だいこ
大巨

指3本分

かんげん
関元

1 逆「の」の字おじぎ呼吸法
　（椅子もOK）

この行程では5つのツボを刺激して排便を促進させます。

❶　巨闕（こけつ）＝ミゾオチ

❷　中脘（ちゅうかん）＝巨闕から、指4本分下

❸　関元（かんげん）＝ヘソから指3本下

❹・❼大巨（だいこ）＝天枢（てんすう）から指2本分下の2ヶ所

❺・❻天枢＝ヘソから指2本分左右の2ヶ所

①椅子（正座）でまずは巨闕の位置に、両手の人指し指、中指、薬指を揃えて、指の背の第2関節まで押しこんで、ツボを押さえる。

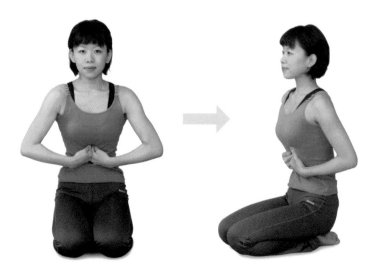

②大きく息を吐きながら、おじぎして
「5」まで数える。

③ゆっくりと上体を起こす。この一連
の動作を❶→❷→❸→❹→❺→
❶→❻→❼の順番で、自分から見て
逆「の」の字を書くように、それぞ
れのツボで行います。

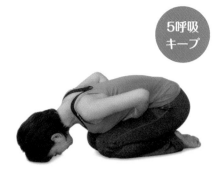

5呼吸
キープ

② お腹ねじりヨガ

①上向き、両足を揃えて、両手真横にし、手首を立てて、腕を伸ばす。息を吸っ
て右足を上げて、直角にひざを曲げ、左の床にひざをつける。5呼吸キー
プ（下腹をしぼって吐く吸う）、足を元に戻す。

②反対側も行なう。

③やりにくい方へ、さらに1回行なう。

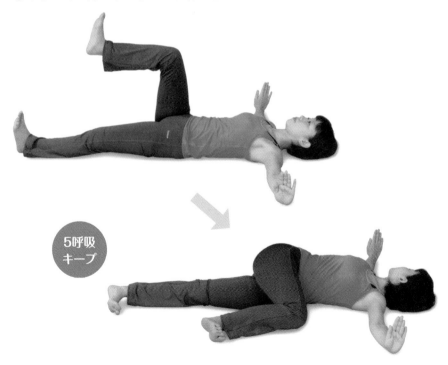

5呼吸
キープ

3 そって腰フリフリ体操

〔「の」の字の後、さらに排便を促進させます〕

①両手のひじをついてうつ伏せ、足を腰巾に広げ、上体を出来るだけそらせる。

②腰を左右横に、お腹を床に押し付けながら、ゆっくり振る。

　30回〜50回振る。

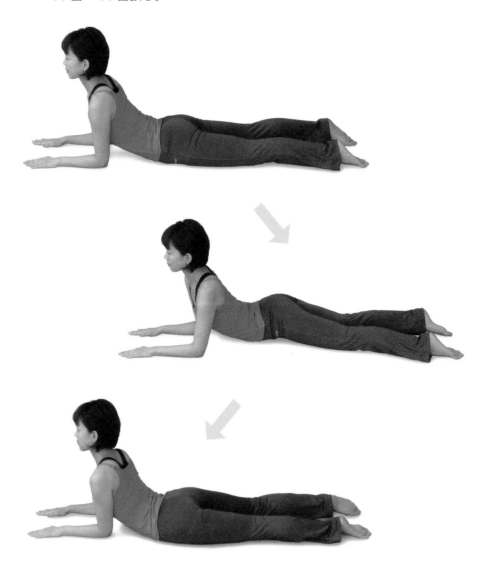

ヨガアサナ（ポーズ）の図

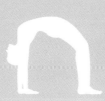

ねじれ系、
横ずれ系、
前屈系、
後屈系

準備整体ヨガプログラム、関連部位
整体を行ない、さらに余裕があれば、
ヨガポーズを行なってください。

モデル:楠本紋子

ヨガアサナ（ポーズ）は難易度があ
りますので無理のないように、自分の
出来るポーズにチャレンジしてくださ
い。呼吸キープは下腹を絞って息を吐
いてください（丹田呼吸）。

■難易度

低	中	高
＊	＊＊	＊＊＊

ねじり系ポーズ

＊大の字ねじりのポーズ

①うつ伏せ、右手は真上、左手は真横、両足を大き
　く開く。息を吐きながら、左手を反対の方へめ
　くって右床に手や肩をつくようにねじる。このと
　き手首を立て、かかとを突き出して、ひざを伸ば
　す。3呼吸キープ、反対も行なう。元に戻る。
②次は足巾を肩巾に開いて行なう。反対もやる。

効　果

上半身、下半身のね
じれを修正するこ
とで内臓の位置を
正し、胸筋を開き、
呼吸が深くなり、さ
らに肩、首のこりを
取る。

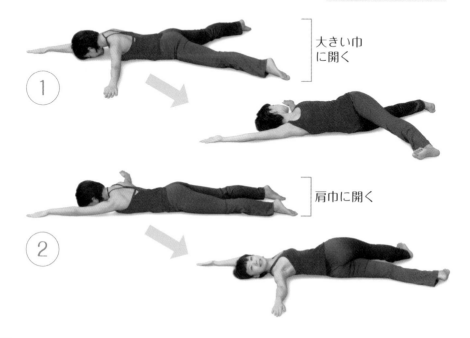

① 大きい巾
に開く

② 肩巾に開く

＊合掌ねじりのポーズ

①両足を長座で座り、右足を左足のひざの外側に立てる。

②両手を合掌し、左ひじで右ひざを内へ押して、息を吐きながら右後方へねじる。3呼吸キープ。息を吸いながら①へ戻る。

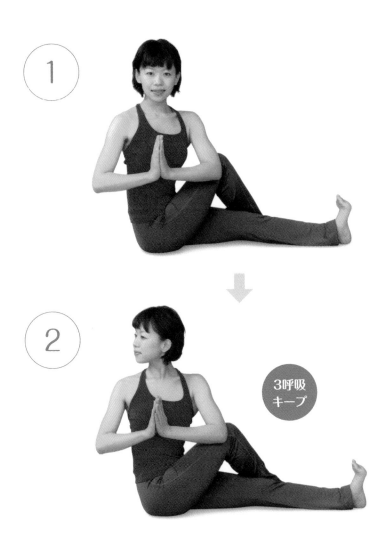

1

2

3呼吸
キープ

＊つりばりのポーズ（トリコアサナ）

①足を揃えて立つ。息を吸って両手を真横に広げ、手首を立てて息を吐きながら左手の平を外に向けたままでゆっくり右に倒していく。3呼吸キープ。息を吸って元に戻る。反対も行なう。やりやすい方へもう1、2回行なう。

効　果

特に上体の腰部を伸ばし、側弯を修正する。

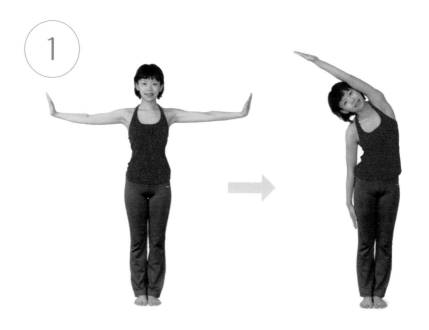

②足は肩巾に開き、右足を真横、左足は30度に内へ曲げ、息を吸って両手を真横に開き、左手の平を外に向けたままで、息を吐いてゆっくり右へ倒す。3呼吸キープ、元に戻る。反対も行なう。やりやすい方へもう1、2回行なう。

効　果

特に上体のわき腹を伸ばし側弯を修正する。

③足巾は肩巾の2倍に開き、右足を真横、左足は30度に曲げ、息を吸いながら両手を真横に伸ばし、手首を立てて左手の平を外に向けたままで、息を吐きながら、ゆっくり、右へ床に平行になるまで倒していく。反対も行なう。

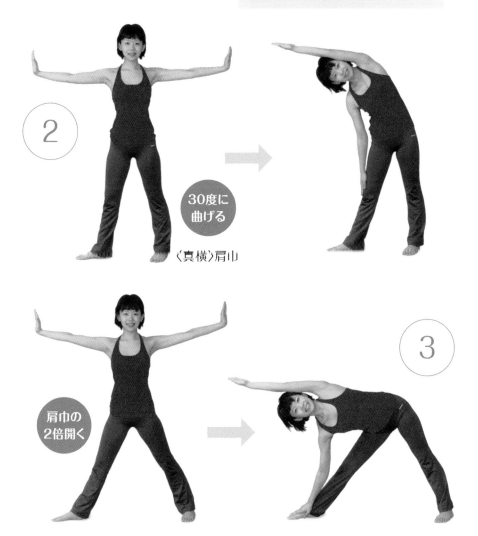

2

30度に曲げる

〈真横〉肩巾

肩巾の2倍開く

3

前屈系

＊前屈のポーズ（パシモタナアサナ）

①長座、両足を揃え、両かかとを伸ばし、ひざ裏を床につけ、息を吐く。息を吸いながら両手を向かい合わせにして、両腕を頭の上に伸ばし、背骨を上に引き上げる。

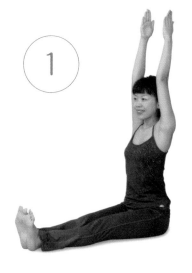

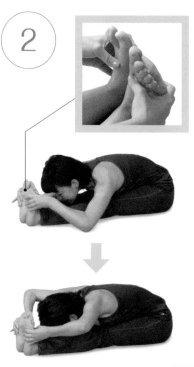

②息を吐く。次に吸って、吐きながら、お腹、胸、アゴとゆっくり前屈していく。足の甲に手親指、残りの4本の指は足の裏をつかみ、かかとを突き出す。息を吸って、ひじを広げて背筋を伸ばし、息を吐いてひじを床につける。この動作を深い呼吸で3回繰り返す。

③両指をはなして、息を吸いながら戻る。

効 果

足の筋肉を伸ばすことで、腰や首の筋肉も伸びる。肝臓、脾臓の肥大を改善し、また腸の腹圧を高めるので、便秘、糖尿病が改善される。精神面では、強い意思力と実行力が高まる。

＊＊スキのポーズ（ハラ・アーサナ）

①仰向けに寝て、息を吐いて、アキレス腱を伸ばし、アゴを引き、両手は手の平を下にして体側にそわせる。

②息を吸って足の甲を伸ばし、息を吐いてアキレス腱を伸ばす。

　ゆっくり両足、ひざを伸ばして45度まで上げ、クムバク（呼吸止める）したまま腹筋が震えてくるまで耐え、次に、息を吐きながら両足が床に垂直になるまで、ゆっくり上げてゆく（腹筋力のない人は足を上げられない）。

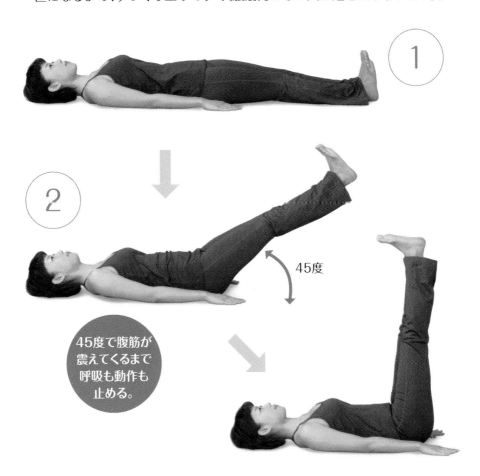

1

2

45度

45度で腹筋が
震えてくるまで
呼吸も動作も
止める。

③息を吸って足の甲を伸ばし、息を吐きながら両足は床と平行になるまで腰を持ち上げ、このときひざ裏を伸ばす。(仙骨の歪みがあると腰が上がらない P61 参照)。首と上体が垂直になるように、足裏で空気の壁を押して足先を床につける。静かに自分の内に心を向け、尾底骨から頸椎まで伸びているのを感じる。

④苦しくなったら、息を吸ってかかと突き出し、息を吐きながら太腿を顔に近づけて、ゆっくり背骨を一つずつ着地させる。直角にきたら、息を吸いなおして足の甲を伸ばし、息を吐きながらかかと突き出して、ひざを伸ばし、ゆっくり両足を揃えて下ろしていく。最初に着地する部分は、ふくらはぎのプックリした部分です。

③

効　果

腹筋が強化される。腹筋は内臓筋とつながっているので、内臓が元気になる。頸椎のねじれが修正され、背骨の椎骨間が伸び、正しい位置になるので、自律神経の働きが高まる。便秘、腰痛、胃、肝臓、脾臓などの疾患に改善効果がある。

仙骨の歪みがあるとこのポーズがとれない。
P63参照

静かに自分の内に心を向け、尾底骨から頸椎まで伸びているのを感じましょう。

④

後屈系ヨガアサナ（仙骨を入れて、背骨にS字カーブを創る）

＊まる橋のポーズ（アーチのポーズ（P76参照）の準備ポーズ！）

①両足は腰巾でひざを立て、かかとを出来るだけお尻に近づけ足の小指側を
平行にする（やや親指を内股にする）。両手は足首をつかむ。アゴを強く
引き、息を吐く。

②息を吸いながら、腰を天井に上げる。次
に内ひざ、肛門を締め、足の両親指を踏
み込む。次に息を吐いて吸いながら、さ
らに腰を上げる。②の繰り返しを5回行
う。息を吐きながら、①に戻る。

効　果

腰をそらすことで、背中の筋
肉が伸ばされて肩や腰のこり
もとれ、呼吸が深くなる。足
の親指を踏み込むことで、丹
田に力がこもり丹田力が高ま
る。腸の働きも良くなり、お
尻が引き締まる。

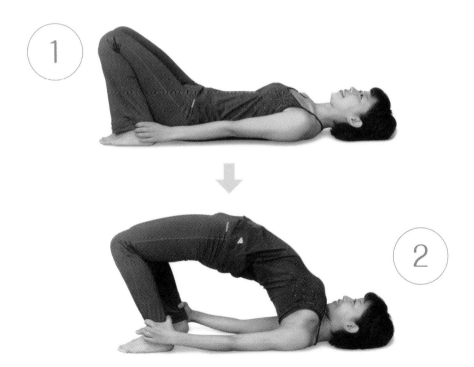

＊＊アーチのポーズ（シャクル・アサナ）

①足は腰巾、小指側平行に揃え、
　両ひざを立てる。両手は指先を
　肩の方に向け、平行にして床を
　押す。

②まず大きく息を吐く、次に息を
　吸いながら、ゆっくり腰を上げ
　る。このとき、内ひざ、お尻の
　筋肉を締め、足の親指を少し踏
　み込む。

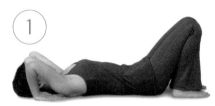

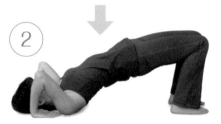

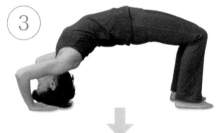

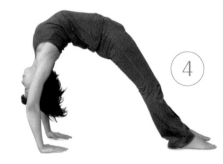

③息を吸いながら、両手と頭で支
　える（このとき、両手の位置を
　上がりやすいように、変えても
　良い）。

④息を吸って、吐きながら、両腕
　を伸ばして、腰からゆっくり
　アーチ状に上げる。

⑤身体の内に心を向けて、その
　まま持続し、苦しくなったら、
　ゆっくりと、頭、後頭部、背中
　と下ろしていく。

効　果

背筋と腹筋に刺激を与えるので、内臓全体の働きが促進される。脊椎強化で、ホルモンの分泌も促進され、インポテンツ、不妊、生理不順、便秘に良い。また、前屈姿勢が修正される。気分が和らぎ、心が安定する。背中のラインが美しくなり、バストとヒップがアップされる。

＊＊＊上級ポーズ

アナンタ蛇のポーズ

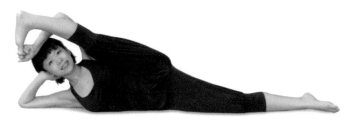

猿王のポーズ
（ハヌマーン・アサナ）

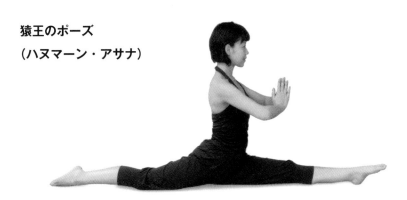

コブラのポーズ
（アレンジポーズ）

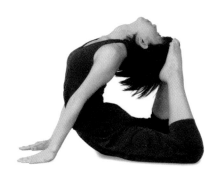

三角頭立ちのポーズ

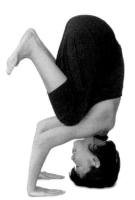

アンチエイジング

モデル：下古谷　悦治（2012年当時86歳）
　　　　ヨガ歴66年、20歳の頃、肺結核疾患をヨガで克服し、
　　　　それ以後、毎晩30分ヨガを続けています。

＊＊逆さか立ちのポーズ

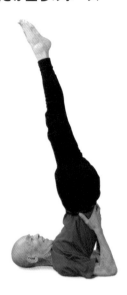

＊＊ラクダのポーズ

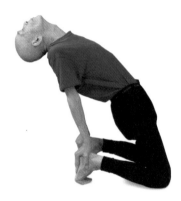

＊開脚前屈のポーズ

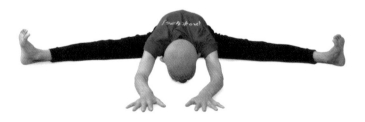

モデル：境　鈴子（2012年当時65歳）
　　　　ヨガ歴35年、ヨガティーチャー、虚弱体質を改善成功!

＊＊足を上げる犬のポーズ

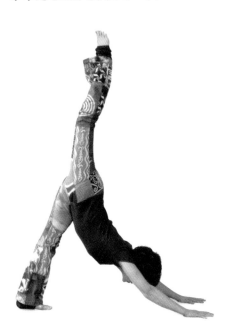

＊＊＊バランスのポーズ

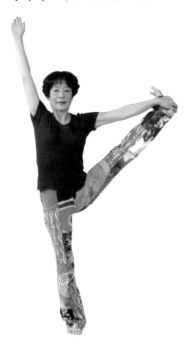

丹田に重心を下ろす歩き方

　大地に平行に歩くために、底部の高さが水平な履物である必要があります。冒頭でも書きましたが、骨格の正しい位置をキープし、呼吸が深くなり、丹田力を高め、心身の健康を創るためです。

　まず、足の親指にやや力を入れ、土踏まず側に重力をかけて、足裏全体を大地に着地してください。そして、背筋を伸ばし、アゴを引き、ヘソ（腰）から歩くと、呼吸も深くなり、かっこいい疲れにくい歩き方となります。

　<u>生活にヨガの知恵を取り入れて実行しましょう!</u>

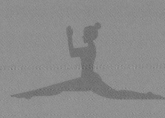

第3章

丹田完全呼吸法

ヨガの整体で、呼吸がしやすくなる身体と心を創りましたら、次は深い丹田完全呼吸法で丹田力のさらなる強化を行ないます。

〖呼吸の意味〗

水は2日ぐらいなくても生きられるし、食物がなくても3週間〜70日の間、人間は耐えられるそうですが、呼吸が数分できないと、生きてはいけません。呼吸することは、この地球上で肉体を持って生きている証です。呼吸という意味は阿吽（あうん）の呼吸、呼吸をつかむ、息が合う、空気を読む（その場の雰囲気、状況の理解）が含まれます。

〖深い呼吸になると「空気を読める人になる」〗

深い呼吸になると、落ち着いた繊細な感性が磨かれ、場違いな行動や不用意な言葉がなくなり、人生のあらゆる面で気配りができる人になります（真我の自分が表現される）。また、相手の呼吸がつかめるので、不用意に相手を傷つけなくなるので、対人トラブルが減ります。

〖浅い呼吸の人は 「生きることに行き（息）づまる」〗

呼吸の下手な人、つまり呼吸が浅い人は、「行き（息）づまる」という表現が如く、生きていくのが苦手であり、精神的に追い詰められて、うつになったり、肉体の疾患が発現して、辛い心の状態で人生を過ごさなくてはならなくなってしまいます。

一日5分でよいですから、今の自分の呼吸を見つめ、深い呼吸法を実行して心を安定させ、自分を見失わないように、仕事や人生を有意義なものにす

るために役立ててください。

〖丹田完全呼吸法を7時間続けた、「空」体験!〗

　真我実現内観瞑想ヨガの私の師匠であります、原久子先生が８時間、丹田呼吸法を一睡もとらないで朝までおやりになり、その結果、あくる日は心身とも、軽くさわやかで、頭も冴えわたって仕事がはかどったという体験談を話されました。

　そこで、私もその快感を体験するために、呼吸法を７時間やり続けたことがあります。水分のみを少し摂り、呼吸法を続けたところ、体重が無くなったかのように身体がとても軽く、空（くう）の如く感じられ（空＝体重がありますがまるで存在しない感覚）、心身ともにすっきりと、とっても幸せな感覚体験をしました。

　しかも、なんと、朝から何も食事を摂っていないのに、空腹感はまったくありませんでした。呼吸法を続けると、スリムになるな！という実感をした体験でした。

　みなさんも一回、７時間ほど、この丹田完全呼吸法を、座法を変えたりしながら、体験されることをお勧めします。この快感にはまってしまうでしょう。

　普段は毎朝５分ぐらい、朝起床時に行なうと、血中の酸素が増え、寝不足の不快がとれて身体も心も目覚めがよく、頭の働きもスッキリ！します。

　また、夜寝る前10分、ふとんの中で横になった状態でも呼吸法を行なうことができます。これにより、脳内でメラトニン（睡眠ホルモン）が生成されて、深い眠りをとることが出来ます。

　呼吸法は、歩行時、電車の中（ただし空気の綺麗な場所で行なってください）、海や山など、その気になればどのような場所でも行なうことができる

のです。

〔丹田完全呼吸法の心身に及ぼす生理学〕

①内臓の働きがよくなり、自律神経失調が改善される理由

　下腹部を動かし、肛門をぎゅっと締めることで、自律神経（全ての内臓などの働きを支配する神経）や血管の集合体で、ミゾオチの真後ろにある血管の集合体である太陽神経叢の働きを活性化して、交感・副交感神経の機能が高まり、その支配を受けている全ての臓器が健康に働くようになります。

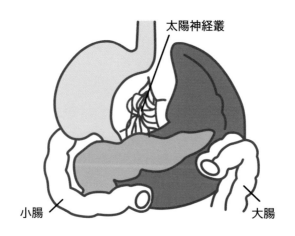

太陽神経叢

小腸

大腸

②全身の血液循環がよくなり、脳の働きがよくなる

　人体細胞約37兆個が活動するためには血液が必要です。人間は一日に約7200ℓの血液を必要とし、そのために心臓は休まず血液を送り続けています。心臓から送りだされる血液30％は酸素を多く含んだ動脈血として脳細胞に送り込まれ、70％が腹腔と下肢に分配されます。これらの血液はその後、静脈血（炭酸ガスや老廃物を含む）となって心臓へ帰らねばなりません。

丹田完全呼吸法で横隔膜を大きく動かすと、横隔膜は手足の筋肉と連動して働くので、腹腔内の静脈血を効果的に心臓へ送り届け、生命活動に役立つ血液量を最大限に活用できます。同時に脳に行く血液循環もよくなり、頭脳の働きもよくなります。

③がんの予防になる

現代、がん患者は増えています。がんができる部分は血液循環が悪く、酸素が不足していることがわかってきたそうです。深い丹田完全呼吸法は酸素を多く取り入れ、がん細胞にも多くの酸素を送ることができます。

また、丹田完全呼吸法は自律神経の働きのバランスがとれるために（第1章 P26 参照）、リンパ球の割合が健全になり、がん細胞を消してくれる働きがあります。がんの術後にヨガを始める生徒さんが多いですが、皆さんに丹田完全呼吸法をやっていただきますと、大勢の方が、抵抗力もつき、元気になります。

④プロスタグランジン I 2が産出されて、血圧正常化と老化防止になる

肺の左右2つに3億個の肺胞があります。

この肺胞の周囲には毛細血管が付着していて、空気を吸い込むと肺胞が開き、毛細血管を通して空気中からの酸素が血流に供給されると共に、血中の炭酸ガスが空気中に放出されます。

そのとき、肺胞の壁からプロスタグランジン I 2（生理活性物質）が産出されます。このプロスタグランジン I 2は血流をよくしたり、活性酸素の毒を消してくれる働きがあるので老化防止、また血栓を防いでくれるので、動脈硬化、脳梗塞、心筋梗塞を防ぐ作用や、アドレナリン、ノルアドレナリンの分泌を抑えて、血管を拡張させ、血圧を正常化する作用があります。

⑤深い呼吸法は平常心を創り、うつやＰＴＳＤの改善になる

　有田秀穂氏（東邦大学名誉教授）の研究によりますと、丹田呼吸法を続けていると副交感神経系で働く神経伝達物質セロトニン神経が活性化され、副交感神経が優位になります。セロトニンはストレスに関係する神経に働き、不安や恐怖心、怒りを抑え、また逆に嬉しさから舞い上がり過ぎないようにするため、平常心を保つのに役立ちます。

　何かの刺激に対して不安や恐怖、怒りにつながる反応をする神経をノルアドレナリン神経（脳幹の橋より出ている）と呼び、逆に何かの刺激に対して喜んだり、興奮して舞い上がる反応をする神経をドーパミン神経（脳幹の中脳よりで出ている）と呼びます。

　私たちの心の変化に関する神経は他にもありますが、おおざっぱに言うとノルアドレナリン神経とドーパミン神経の働きの変化が喜怒哀楽を作っているのです。しかし、これが激しすぎると物事をうまく処理できなくなるので、ノルアドレナリン神経とドーパミン神経を適度に抑えるためにセロトニン神経（脳幹の中にある縫線核の神経）が存在します。丹田完全呼吸法によりセロトニン神経が活性化することによって平常心が維持できるのはこのためです。

　逆にセロトニン神経の働きが悪くなった人は、パニックに陥りやすかったり、キレやすく、さらに症状がひどいとうつ病、PTSD（心的外傷後ストレス障害）になりやすくなります。

⑥深い呼吸は空気中のプラーナも大いに吸収できる

　ヨガでは、人間が生きていられるのは、プラーナという人間を生かすエネルギー（宇宙エネルギー）が宇宙に働いているからだと説かれています。

　プラーナは太陽光、雲、風、地などに充満し、人間は空気や食物、水、太陽光などから吸収することで、生かされているといわれます。数年間、ほとんど食事を摂らず、プラーナだけで生きているオーストラリア人のジャ

　スムヒーンさん（P102参照）の研究によりますと、人間は進化すると食事なしでプラーナだけで生きていくことが可能だということです。深い呼吸は進化のための大切な条件となります。

⑦深い呼吸は潜在意識のフタを開き、真我と結ばれる（第5章内観瞑想参照）

〔呼吸法を行なうための注意点〕

①大小便を済ませ、空腹時に行ないます。
②背骨が真っ直ぐに保てる座法をとることが大切です。
③座法は椅子、安定座法、半跏趺座、寝ている姿勢、または歩きながらなど、自分の好みの姿勢でOKです。両手はひざの上におき、手の平をひざ、あるいは太腿に向けておき上体を支えます。
④クムバク（呼吸を止める）は気持ちのよい程度に止めます。
⑤空気の綺麗な場所で行なうようにしてください。

〔丹田完全呼吸法のやり方（松尾式）〕

　第1章（P26）で説明しましたが、丹田完全呼吸法は丹田力を高める方法の手段の一つで、下腹部を動かし、肛門をぎゅっと締め、鎖骨まで空気を入れるので上肺部、中肺部、下肺部まで空気が入る深い完全呼吸法です。

　①まず下腹部をへこませながら、絞り切るほど、吐いていきますと、肛門が少しずつ締まり、やや体内に入ってくる感じがします。そこで肛門をぎゅっと締め、一瞬、呼吸を止め（生理的クムバク）次に下腹のみ前に出し、②そこから吸う呼吸で空気を入れて下腹部をふくらませ、やや胸を前に出して鎖骨まで息を吸っていきます。次に自然な生理的クムバクをし（止める時間は

自由）、③息を吐きながら、下腹部を絞り切り、肛門をぎゅっと締めます。
このとき吐く呼吸を３の長さ、吸う呼吸を１の長さで行ないます。クムバク
の長さは自由で、自然的、もしくは苦しくない程度呼吸を止めます。
慣れてくると、１の長さを少しずつ長くしていけるので、より深い呼吸がで
きるようになり、丹田力が強化されます。

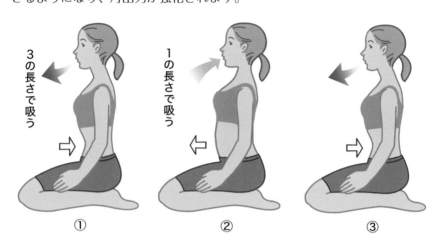

３の長さで吸う

１の長さで吸う

① ② ③

〖笑いは短い丹田呼吸法と同じ効果である理由〗

　第１章で説明しましたように、笑うと下腹部を大いに動かすので、吐く呼
吸が深くなり、副交感神経を刺激して、自律神経力を高め、丹田力の強化に
なります。

　つまり、笑いヨガは、短い丹田呼吸法なのです。また、笑いヨガでは、身
体は作り笑いと本物の笑いの区別がつかず、どちらの笑いでも、心身的に同
じ効果が得られるという、科学的根拠があります。沖聖師は「笑いヨガ」を
大いに取り入れていらっしゃいました。

　著者松尾ひろ子が行なっている太陽ヨガは、皆さんに、楽しく深い呼吸に
なって頂くために、沖ヨガの笑いヨガとインドのＤｒ.カタリアが考案した
「笑いヨガ」も取り入れております。

第4章

丹田力を高める食事

〔丹田力が高い心身とは〕

　自律神経のバランスが良く、少食、快便、いつも穏やかな心（脳波はα波）で、感謝心と幸せ感（真我の心＝詳細は第5章）を持って、人生を積極心で生きてる人を、「丹田力が高い人」と言います。

　食べた物が血液となり、この血液が全身の細胞、筋肉、骨や内臓、ホルモン（心も熟成する！）、生気エネルギーを創ります。つまり、丹田力の高い心と体を創るためには、日々の食事の質と量が自分の心と体に合っているかということが重要になってきます。

〔何を食べるべきか、生命に聴く！〕

　沖ヨガの教えは「自分が今必要としている食べ物（栄養）は自分の生命に聴け！　そのためには空腹状態を創り、そのとき食べたい物が、自分の今必要としている栄養（食品）である」。

　自分にとって『今、必要な食べ物をお知らせする栄養センサー』が人間に備わっています。この体センサーが正しく作動するのは、空腹時です。例えば、貧血しているときはレバーや赤い肉がおいしく感じられますが、貧血でなくなると、それほど、欲しくなくなります。また、血液が酸性化（粘度が増し、カルシウムイオンが減少する！）すると、自然に青い野菜や果物がおいしいと感じます。血液濃度が上がると、のどの渇きを感じて、水が欲しくなるが如くです。

　大事なことは空腹状態を意識して創り、体センサーをシャープにしてから食べると、そのときの自分の心身の状態にとって必要なものが自然と選択できるのです。

　空腹を楽しんで創ってみましょう！

〔その食事が今の自分の心身に合ってる? 身体の言葉とは?〕

①食後、気分が良いか?

食後、気分が良くないときは、食事の内容（質）が、自分の体調に対して合っていないということになります。例えば、身体が肉を欲求してないのに、お付き合いで無理に食べた場合や添加物の多く含まれた食品を摂った後は、気分が悪くなります。

すると、体が老廃物を薄めるために水分を必要としてのどが渇き、多く水分を摂ってしまい、胃や腸、腎臓に余分な働きを強いて、内臓が疲労し、身体も心も重く感じるようになります。

②食後眠くならないか?

食後の眠気は、量を多く摂りすぎて内臓が「お疲れ!」という合図なので、食事量を腹八分あるいは五分に減らすと解消します。

〔沖ヨガ道場の食事〕

沖ヨガ道場の食事は、起床後、読経、清掃、山のマラソン、水風呂を行ってから約4時間後、薄めの味噌汁1椀でした。薄めの味噌汁は腸の蠕動運動を良くして、大小便や老廃物の排泄を促進するためです。昼食は、玄米少々と野草の天ぷらや煮つけしたもの、夕食は薄めの日本そば1杯という少食で、玄米菜食でした。当然、無添加調味料、自然の洗剤を使用します。

そして、何かを食べるということは野菜や米の命をいただくことなのですから、食事は感謝していただくことを教えられたのです。

〔栄養摂取の誓い〕

沖ヨガ道場での食事前にみんなで唱和する誓いをご紹介します。

「栄養は自分に良いものを取り入れ、自分に悪いものを入れず、不要なもの
は出し切ることであると知りました。自分に取り入れて、良いものと悪いも
のを知っているのは、体自身に与えられている知恵であると、知りました。
今からの私は、自分の内在智の教えに従って、自分に適し自分に必要なもの
を取り入れ、不要で不適なものは出し切るよう努めます。いただきます」

〔食品添加物に注意!〕

安部司氏著書『食品の裏側』によりますと、加工食品や外食ばかりの食生
活で食品添加物を毎日摂りすぎると、食品添加物という異物の毎日の蓄積に
よる害が出る可能性があります。食品添加物は、国が認可していても、中に
は「毒性」が疑問視されるものも少なくありません。

例えば、添加物の本に「特に危険だ!」と載っている添加物には、合成着
色料（赤１０２、赤３、黄４、黄５、青１、青２）、合成保存料（ソルビン
酸カリウム、安息香酸ブチル）、酸化防止剤（ＢＨＴ）といった添加物が数
十種類もあるそうです。また、加工食品に使われている食品のうまみをつけ
る『たんぱく加水分解物』は、スナック菓子、インスタントラーメン、ミー
トボール、ハム他多くの食品に使われていますが、この「加水分解物」は子
供の味覚を破壊し、「天然の味をまずい」と感じてしまう子供も出てきてる
という現実があるということです。

加工食品ではなく、出来るだけ素材を買ってきて、手作りで、より安全な
食事を摂ることが、心身の健康と丹田力を高める秘訣です。

　自然食品店では、無添加調味料、だしの素、味噌、お菓子などを販売していますので、できるだけこのような身体が喜ぶ食品をお勧めします。自然食品の値段は少々高いですが、ご家族が少食にすることでエンゲル係数を下げることが可能ですし、なおかつ、少食によって健康を保つことができますので、結果として医療費を減らすことができ、トータルで見れば経済的バランスも取れるかと考えます。

〔わざと食べ忘れ〕

　この言葉は、和歌山太陽ヨガの創設者、故平井謙次先生がお創りになった言葉です。平井先生は10歳の頃、障害1級の心臓病を患い、病院から生命の保証がないと宣告された方です。しかし、平井先生は、沖聖師に師事され、断食と少食、深い瞑想生活で、生命のバランスをとって人生を歩まれたのです。その69歳の生涯において、断食を1800日以上、行じられました。

　さらに、会社経営と並行して、玄米、自然食、年中裸のヨガの理念を取り入れた太陽保育園を創設され、心身共に強い子供たちを育てるという願いをこめて、幼児教育にお力を注がれたのです。

　平井先生は、『人間は他のことはド忘れするのに、食事は忘れないから、わざと食べ忘れて、少食にしなければいけない！　他人の分まで食べたらアカン！』といつもおっしゃっていました。

　過食癖のある私にはとても耳の痛い話でしたが、少食や断食を続けてみると、体も心も軽く、頭もすっきりとし、よく眠ることができました。今も時々は過食ぎみになることもありますが、そんなときは次の食事を「わざと食べ忘れる」ようにして、バランス調整しております。おかげ様で、71歳を超えても、精力的に、仕事を続けられております。

〔少食「わざと食べ忘れ」モデル〕

朝 食	味噌汁1杯（またはスープ）＋りんご1個（コーヒー、紅茶、牛乳、豆乳も適量はOK）
昼 食	普通食（炭水化物ご飯、めん類と野菜など、腹八分で内臓に思いやりを！）
夕 食	腹五分（今までの半分量）→起床時、頭すっきり！排便すっきり！（たんぱく質と野菜）

＊日本の長寿村の食事は玄米、七分づき米、大豆、納豆、味噌汁、緑黄色野菜、海草、小魚だということです。できるだけ長寿食を摂り入れましょう！

＊間食は果物少々、甘いものも少々ならOKです。最初は意識して、少食生活すると、自然に体が慣れてきます。空腹を楽しんでください。

＊成長期の子供や学生は、朝食から味噌汁とパンまたはご飯、おしんこ、卵、りんごなど、おいしいと感じる量だけ摂って、成長に必要な栄養をいただきましょう！

〔朝食が少量の効用〕

　朝の午前4時から昼の12時までは排泄のバイオリズムゆえ、生命の働きが排泄力に、エネルギーを集中できるよう配慮する必要があります。

　りんごの成分はカリウム（塩分を排泄して血圧の調整）、水溶性ペクチン（腸内でコレステロールの吸収を抑える作用）、りんご酸（疲労回復作用）が含まれており、整腸作用もありますので、朝のりんごは最適です。

〔夕食の腹五分食レシピ（かんたん料理）〕

例１）野菜、豆腐、鶏肉の水炊き

● 鍋に白菜や玉ねぎ、人参、豆腐、お好みの青い野菜、鶏肉などを適当に入れ、水で炊く。

● タレは大根おろしとポン酢、七味など入れて、いただく。
　簡単に作れて、低カロリーなので肥満、メタボにもよく、胃腸の負担も軽い上に、便通にも良いです。

例２）カムカムキャベツ

● 食前にキャベツを大きく切って中皿一杯、塩（またはお好みのドレッシング）をかけてゆっくりよくかんでいただく。

　これだけでお腹がふくれるので、他の食べ物は、今までの食事量の半分ほどいただくと少しずつ、少食に慣れてきますよ。キャベツに含まれる食物繊維は、食物の脂肪を吸着して便と共に体外に排泄する作用があるので、内臓脂肪型肥満も予防できます。

＊外食の多い一人暮らしの方も、一食は自分でオリジナル料理を工夫してみてはいかがですか？

〔味噌汁の効用〕

味噌が生き物といわれるのは、その酵素の働きのためです。

味噌のたんぱく質は酵素菌によってよく分解されているので、消化吸収性が非常に高まっています。さらに酵素は、他の食物の消化も助け、放射性物質に対しても強い抵抗力を持つといわれています。

その他、大豆が原料ゆえに、グリニシンや他の植物性たんぱくには不足しがちなリジン、トリプトファン（平常心をもたらすセロトニンの原料）を含んでいます。また、動脈硬化を防ぐリノール酸、レシチン、ビタミンなどが多く含まれるので、日本人の最適な健康食といえます。

〔玄米の効用〕

玄米は、ビタミンB1が、白米の約5倍も含まれており、他にもビタミンB3（ナイアシン＝心を安定させる）（P106参照）、食物繊維、リン、亜鉛、カリウム、マグネシウムなどのミネラルが豊富に含まれます。また、発芽玄米は胚芽（B1が多く含まれる）の部分からわずかに芽が出た状態の米で、より高い栄養価を含んでいます。

玄米の栄養部分を取り去った白米より、栄養価が豊富な玄米は、空腹を感じにくく、便通も良くなり、少食で満足感が得られるので、内臓に負担がかかりません。一食でも玄米を摂ることで、体力も気力も高まってくるでしょう。

玄米の副食は、動物性の食品より、味噌汁、豆腐、納豆や野菜、モズクなどの植物性食品にすると陰陽のバランスがとれます。腸の弱い人は水を少し多く入れて柔らかめに炊き上げるとよいです。

玄米は圧力鍋または炊飯器でも炊けます。一人暮らしの人は、適当な分量を炊いて茶碗に1杯分ずつ、冷凍しておくと便利です。

〔よくかむと少食!　ダイエット実現!〕

よくかむ効用としては

①脂肪分解酵素が元気になり、脂肪が燃焼しやすくなります。また、レプチン（ホルモン）が放出されて、脳の視床下部にある満腹中枢を刺激して、過食を防ぎます。しかし、レプチンが脳に届くまで20～30分かかるので、ゆっくりとよくかむことが大切です。そうすれば、自然と満腹感が得られ、少食に慣れてくるので、ダイエット効果が得られます。

②唾液腺から出るプチアリン（炭水化物の消化酵素）の分泌が増えることで、胃の負担も減ります。

③パロチン（耳下腺より出る唾液腺ホルモン）も多く分泌されるので骨、歯を丈夫にし、細菌と戦う白血球が増え、免疫力がアップして、健康を保つことにもなります。

④脳の記憶にかかわる「海馬」の働きがよくなり、記憶力がアップします。

　毎日多忙で食事時間がゆっくり取れない方も多いでしょうが、心身の健康維持のために、食事は少食で、よくかむことを心がけたいものです。

　私も漢方と調剤薬局の営業していたときは超多忙でしたので、早食い、過食で、いつも疲労感があり、波動の荒い心で幸せ感に乏しく、従業員や取引先の方々にもご迷惑をかけながら生きていました。今、ご迷惑をかけてしまった方々に深く懺悔しております。

〔月に一度「すっかり食べ忘れ」〕

　この方法は１ヶ月に１日だけ、３食とも味噌汁（スープでもよい）とりんご１個の食事で過ごし、内臓を休める日とします。→すっきり爽快気分!!

〔空腹が記憶力や思考力を良くする理由〕

空腹の時には、『飢餓ホルモン』と呼ばれる『グレリン』が胃から分泌され、脳の中で、記憶をつかさどる『海馬』の働きが良くなります。一度チャレンジして、すっきり体験してみてくださいね。

〔空腹のその他の効用〕

①内臓がとても休まるので働きが良くなる。
②睡眠も深くなる。
③大、小便や老廃物の排泄力も増し、心身が軽く感じられる。
④栄養の身体センサーが鋭くなる。
⑤直観力（真我の心）が冴えて（脳波α波）、心が穏やかになる。

〔私の断食体験〕

私は過食症と肥満から脱出しようと思い、大学2年の夏休みに、生駒山断食道場で断食を初めて体験しました。

21日間の断食のプロセスは、まず3日間かけて徐々に減食していき、その後は水だけで5日間完全断食をやり、6日目から朝、夕にりんごの搾りジュースを飲みました。明日から重湯の復食という14日目に、普通の牛乳を同室の方に戴いて（違反した！）一口だけ飲んだのですが、まるで、生クリームのような味がしました。断食により、かなり味覚が鋭くなっていたからです。水断食8日目頃、大量の大便が出て心身ともにすっきり体験しました。

また、復食の間、時間があったので苦手なドイツ語の教科書を何気なく見ていたら、自然に全部暗記できてしまったのです。不思議なことに、大学が始まるとドイツ語の抜き打ちテストがあったのですが、なんと私は苦手なド

イツ語でクラスのうち一人だけ100点‼をとったのです。断食の効用を、味覚と頭の記憶力で体験できたのでした。本格的な断食は危険が伴うので、断食道場にて指導者の下で行なうことをお勧めします。

〔病気と少食について〕

　病気になると食欲不振になりますが、これは生命の健康回復運動のためです。ヨガでは、食事をすると、消化、吸収、排泄にエネルギーを使わなければいけないので、食欲を止めて、生命が疾患部に対して自然治癒力を多く使えるように計らっている現象だと教えます。食欲のないときは、生命の言葉（身体のセンサー）に素直に従って、食事を抜いていく、あるいは少量にすることが健康維持にとって大切なことです！

　豊かな先進国の日本人は、自分の内臓力以上に食べすぎて、内臓を酷使、疲労させ、大量の滞留便（宿便）が腸内に溜まり、血液の酸毒化（成分の変性）と自律神経力の低下が起きて、病気の症状を出しております。

　湿疹、アトピー、がんの体質改善、動脈硬化、腰痛、メタボ、副腎機能低下、うつの相談者にも、同じ少食の指導をさせていただきます。少食がまず、病気改善策の一歩です。

〔快便食と少食〕

①まず胃腸に過重な負担をかけない少食が快便食です。

②塩分を控えること（塩化ナトリウムは腸管を麻痺させて、大便が腸管にこびりつきやすくなります）。

③食物繊維の多いもので、腸の蠕動運動を高める食品を摂る（玄米、緑黄色野菜、豆腐、大豆、納豆、味噌汁、海草、こんにゃく、りんご酢、ヨーグ

ルト、オリゴ糖、果物)。

〔アトピーと少食〕

　巻末の体験記にありますように、アトピーの方にも少食を指導します。ア
トピーの方は、腸内環境が悪いのです。東洋医学では、アトピーは腸などか
ら排泄が出来ていない体内の老廃物が、皮膚に排泄してきた反応だと考えま
す。そのためにまず排泄の働きをする腸、腎臓、肝臓などを元気にさせるた
めに、玄米菜食、少食にして内臓の働きを回復させてあげます。

　必要な場合は滞留便を出す生薬を服用すると、早く症状の回復がみられ
ます。

〔がんと少食〕

　ドイツのがん学者・イセルス博士は動物実験の結果、『食べたいだけの食
物量を与えられて育ったネズミは、２日おきに断食させられた動物よりも自
然発生するがんが５.３倍も高い』と発表しています。

　また、米国のカリフォルニア大学・バークレー校のマーク・ヘラースタイ
ン博士は、『断食は体内の細胞に抗がん効果をもたらす』『１日おきにネズミ
を断食させたところ、体細胞の分裂速度が確実に減り、よって、がん発生の
危険性を減らすことが出来る』ことを実験で証明し、さらに『成長ホルモン
やインシュリン（多く食べると分泌される）のような細胞の成長を促すよう
なホルモンは、細胞分裂を促し、がん細胞の増殖のプロセスに深くかかわる』
と述べています。

　つまり、少食はがんの予防や再発の予防が出来るという意味です。

〔がんの予防の食事〕

森下敬一医学博士は **「がんは血液を浄化している装置である」** との説を説かれました。

沖聖師は **『がんは血液の毒を集めるゴミ箱の役目であり、血液の成分を健全にしたら、ゴミ箱が不要になるので、がんは消える』** とおっしゃってました。

血液成分を健全にする食事は①少食、②玄米、大豆、豆腐、味噌汁、緑黄色野菜、小魚、海草中心の食事をお勧めします。

また、アメリカの国立がん研究所では、がん予防効果の高い食品として、にんにく、キャベツ、甘草、大豆、生姜、人参、セロリ、玄米、玉ねぎ、全粒小麦、オレンジ、グレープフルーツ、レモン、ナス、ピーマン、カリフラワー、芽キャベツなどを挙げています。

〔わかめの味噌汁が原爆症を防ぐ〕

長崎の聖フランシスコ病院（現浦上第一病院）の院長だった秋月辰一郎氏は、原爆症にならなかった理由の一つは『わかめの味噌汁』だったと確信したそうです。

爆心地から1.8kmの病院は死の灰の中に残りましたが、その病院は巾の味噌、しょう油などの倉庫になっていました。そこには玄米、味噌、わかめも豊富にあり、職員は食事代わりに「わかめの味噌汁」を摂っていました。患者の救助や付近の人々の治療に当たった職員に原爆症が出なかったのは、その「わかめの味噌汁」のおかげと秋月博士は確信されたということです。

〚老化防止と少食〛

　加齢と共に、体内に若い時には存在しなかった異常たんぱく質（酸化されたたんぱく質）が種々の細胞内に蓄積してきます。アルツハイマー病（脳細胞の周辺にアミロイドという異常たんぱく質が沈着する）や白内障などを引き起こし、他の生体機能も低下していきます。

　しかし、少食にすると、異常たんぱく質の分解、除去が促進され、また活性酸素の主な発生源とされている細胞内のミトコンドリアでの活性酸素の発生が抑えられるため、酸化された異常たんぱく質の生成が減少するそうです。これによって細胞が若返るということです。

〚少食と脳波と丹田力の関係〛

　脳波には β 波、α 波、θ 波、δ 波などがあります。普段の生活時やイライラ時は β 波（約14〜30ヘルツ）が主体で、ヨガや呼吸法などでリラックスしてるときは α 波（8〜13ヘルツ）が多くなります。

　ヨガ瞑想時の身体が消えた状態、または浅い眠りの状態では θ 波（4〜7ヘルツ）が、熟睡しているときは δ 波（0.5〜3ヘルツ）が主体となります。

　『神々の食べ物』の著者オーストラリア人のジャスムヒーンさんは、数十年、水も食事も摂らずに、プラーナ（自然界に満ちてる宇宙エネルギー）だけを摂取して生きており、プラーナ栄養の研究や人間の進化の過程を研究されいてる方です。

その研究によると、

β波：常にあるレベルで飢えている（イライラ・呼吸が浅い）

　　　食欲、お金、地位、名誉欲、認められたいなどの心の飢えを抱え、豊かな生活であってもどこか内面が満たされない心が常にあるレベル

α波：あまり飢えを感じない（リラックス・呼吸が深い）

　　　食に対して、あまり飢えない。自分のアンバランスな部分を見極めて、

　　　反省、修正する心、私は誰？　自分の今生の使命は？　と考える心を

　　　持つレベル

θ波：ほとんど飢えを感じない・慈悲、愛の心が深い・呼吸がさらに深い

δ波：まったく飢えない・無条件の愛の心を持つレベル

θ、δ波は誠実さ、聡明、感謝の心、謙虚さ、真我にゆだねる心、深い愛、

慈悲深い心（真我の心）を持つレベル

　つまり、体を歪ませて硬くなり、不安やイライラ感があると、脳波がβ波

主体になるので、人はいつも飢え（不満足感）を感じ、食欲を感じ続けると

いうことです。

　意識して少食を習慣化すると、脳波もあまり飢えを感じないα波が増えて

くるそうです。α波になると、自律神経力の高まりに正比例して、丹田力が

高まります。さらに、この飢えは心の面の飢えとリンクしていますので、ヨ

ガ整体と丹田完全呼吸法、内観（詳細は第5章）がその進化のツールになる

のです。

　脳波をβ波→α波→θ波→δ波と変化させていくことが人間の進化の道と

いうことです。

〔少食は霊覚者の道〕

　『食べることやめました』の著者、森美智代先生はナ！ナント26年間、1

日青汁1杯だけで、元気に鍼灸師で活躍なさっています。森先生は21歳の

とき、「脊髄小脳変性症」という病気を患い、西洋医学では「あと5年の命」

と宣告されたのです。

　しかし、名医、甲田光雄先生の見立ては、『原因は、腸に溜まっている宿便』

であり、繰り返しの断食指導をされたのだそうです。結果として森先生は一日青汁１杯だけで、元気に生きることが出来る超シンプルに進化し、癒しのエネルギーも益々強くなったとのことです。「私は、怒りはほとんどないですよ」とおっしゃり、いつもニコニコ、とても愛あふれた方です。

　今現在は、鍼灸と超能力エネルギー治療で多くの難病患者を癒し、また国内や米国での講演活動にも励まれています。

　超少食の森先生の脳波は、専門機関で調べたところ、β波がほとんどなく、ミッドα波（頭脳が冴えて様々な能力が発揮できる状態の脳）やθ波が主体となっているということです。森先生の今生の使命は、「人間が進化すると、いつか未来に食事を摂らなくてもよい心身になり、平和な心で、世界平和を創ることが出来る！」ということを、今の地球人にお手本を見せに来てくださった高次元の方だなと、私は信じています。時々森先生と私はメル友しています。

〔行為行動祈りなり〕

　今現在、アフリカや他の国の人々が、毎年、何百万人と餓死している現実があります。我々、日本人が少食になることで、その行為がめぐりめぐって食糧難で苦しんでいる国々の人々と分かち合うことができることが、現実化してくる原動力になるのではないでしょうか。自他の幸せのために、少食を目ざしませんか！

心と体を元気に保つ食品と栄養学　自然薬の太陽堂

〔低血糖は心の病の条件のひとつ〕

　暴力、不安感、恐怖感、情緒不安定、神経症、躁うつ、統合失調症……これらの原因のひとつは低血糖かもしれません。

　脳はブドウ糖を唯一のエネルギーとしているので低血糖は大変な危機なのです。

〔低血糖と心の病のメカニズム〕

　缶コーヒーや清涼飲料、白砂糖を使った菓子やケーキ類、スナック菓子、インスタントラーメン、加工食品などに含まれる砂糖は、体内で早く分解されるので血糖値が急に上昇します。そのため膵臓が大量のインシュリンを分泌し、血糖値を急激に低下させます。このような食生活を続けると、低血糖症が発症します。すると、肝臓を刺激してグリコーゲン（糖分）を出させるために、副腎からアドレナリン（怒り、不安、敵意、攻撃、暴力）、ノルアドレナリン（恐怖、自殺願望、強迫観念、不安）を分泌させるのです。

〔心の病を防ぐ日本古来の食生活〕

　穀物、玄米、米、芋などに含まれる糖分は多糖類（分子が何千、何万と結合している）なので、ゆっくり分解、吸収されます。これらを中心とする日本古来の食生活をしていれば、低血糖にはなりません。その結果として、精神を安定させる効果が確認されています。

〔心を安定　体を元気にする栄養素一覧〕

	欠乏症状	多く含む食品
ビタミンA 目と粘膜、 精神のビタミン	不眠、うつ、神経痛、角膜や皮膚の乾燥、とり目	緑黄色野菜、大根の葉、牛乳、うなぎ、レバー
ビタミンB1 精神と消化の ビタミン IQが高くなる	無感動、無気力、情緒不安定、興奮、記憶力低下、うつ、月経痛、息切れ、蟻走感（虫が這う感じ）、疲れ、不眠、頭痛、吐き気、消化不良、下痢、食欲不振、手足のしびれと熱感、脚気、心不全	玄米、胚芽米、麦類、大豆、落花生、酵母、レバー、肉類
ビタミンB2 皮膚のビタミン	瞼にかさぶた、目の充血、皮脂過剰、口内炎、脱毛、光過敏	ビール酵母、牛乳、レバー、タン、ホルモン肉
ビタミンB3 **(ナイアシン)** 精神と皮膚の ビタミン	恐れ、不安感、疑い深い、怒りっぽい、うつ、幻覚、妄想思考、無気力、消化障害、皮膚炎、下痢、認知症	米ぬか（ぬか漬け）、玄米、半つき米、落花生、かつお節、かつお、きはだまぐろ、レバー、豚肉、赤い牛肉、鶏むね肉、さば、さわら、天然ぶり
ビタミンB5 **(パントテン酸)** 抗ストレスの ビタミン	疲れ、便秘、けんか腰、不満、低血圧、胃痛、足がひりひり熱い	納豆、米ぬか、落花生、えんどう豆、ホルモン肉
ビタミンB6 たんぱく質形成の ビタミン	貧血、脂漏性皮膚炎、舌炎、乳児のひきつけ	ホルモン肉、魚、玄米、小麦胚芽、大豆、卵
ビタミンB12 抗悪性貧血のビタミン、認知症改善	無感動、情緒不安定、記憶力・集中力低下、学習障害、幻覚、混迷、情緒不安定	かき、はまぐり、レバーなど動物性食品

	欠乏症状	多く含む食品
ビタミンC コラーゲン強化の ビタミン	壊血病、関節がもろくなる、貧血、疲労、うつ、錯乱、甲状腺機能亢進、ストレス	ピーマン、キウイ、レモンなど野菜・果物類
ビタミンD 骨のビタミン	骨軟化症、くる病	いわし、しいたけ、しらす、バター、卵黄
ビタミンE 神経と老化防止の ビタミン	更年期障害、不眠、心悸亢進、神経過敏、生殖不能、老化、血管壁弱化	穀物類、ナッツ類、小麦胚芽油、菜種油、大豆
ビタミンH **(ビオチン)** 白髪防止のビタミン	白髪、脱毛、うつ、眠気、倦怠感、筋肉痛、触覚の過敏	卵黄、ホルモン肉、ナッツ類、大豆、酵母
ビタミンK 血液凝固の ビタミン	出血しやすくなる	キャベツ、納豆、はうれん草、大根の葉、レバー
鉄分 貧血防止 睡眠を深くする	貧血、疲労、集中力低下、認知機能障害、免疫機能障害、運動能力低下	かき、レバー、豆類、青のり
葉酸(フォレート) 赤血球増殖の ビタミン	記憶力低下、無感動、興奮、知的活動の低下	野菜の葉、レバー、酵母、ほうれん草
カルシウム 骨、歯、爪を強くする	イライラ、興奮、アレルギー、骨粗しょう症	プロセスチーズ、干しえび、煮干し、モロヘイヤ、ひじき、生揚げ

	欠乏症状	多く含む食品
良質のたんぱく質 （アミノ酸） トリプトファンから セロトニンができる！ （心を安定させるホル モン）	筋力低下、肌荒れ、脱毛、 集中力低下、パニック障害	大豆、味噌、牛乳、肉類

第5章

内観反省瞑想で
真我（内なる神）と結ぶ＝
上丹田力強化（正しい理解力）
と叡智を内から得る！

〔私の瞑想体験〕

　沖聖師から『ヨガとは、内なる神（アートマン＝真我）と外の神（ブラフマン＝宇宙神）を結ぶという意味である。そして、<u>自分の求める正しい答えは自分の内にあるのだ。そのために冥想をやり、神（真我）の声を聴くのだ</u>』とお教え頂きました。

　私は、この内と外の神の結ぶ方法を模索しましたが、実際のところは、心静かな時間も持たないまま、その言葉の理解だけだったように思われます。

　26年前、自分が19年勤めていたある薬局チェーン会社のフランチャイズ契約を結び、大阪府のとある町で営業を始めたところ、その1年後に、本社直営の大型店舗が我が店の2km弱の近くに出店して来るという出来事がありました。扱っている商品は、同じその薬局チェーンの自社ブランドでした。

　営業危機への懸念から、私の心は大きく動揺しました。せっかく多額の資金を投入した薬局を閉店し、和歌山の自宅の敷地内へ移転しようかと、深刻に思い悩みました。

　人間はとても苦しい窮地に陥ると、逆にかえって心静かになるものです。このとき、導かれるように、師匠の故沖聖師のお写真に向かって、瞑想しました。

〈沖聖師、この事態をどう解決したらよろしいのでしょうか？〉

　と心の中で、すがるようにお尋ねしました。

　すると、1分後ぐらいに、<u>「他を生かして自らも生きよ、共存共栄！」</u>との言葉が浮かんだのです。この教えは沖聖師の教えです。

　そして、私は、

〈そうか、19年も勉強させて頂いた会社の社長も、多くの社員とその家族の生活を担っており、経営に必死なんだ。私は工夫して、違う営業法をやれ

ばよいのだ〉

という心境になったのです。

それから、10日後に、我が薬局のすぐ前にある、患者数の多い眼科医が、院外処方箋を出すことを知らされました。その頃は、院外処方箋を出す医療機関がほとんどない頃で、調剤薬局も少なかったのです。おかげさまで、その後10年、この場所で漢方と調剤薬局の営業を続けられたのです。

この瞑想体験は、

『沖聖師の教えを上丹田（正しい理解力）で受け取れたおかげで、ラッキーなことを私の「真我」が引き寄せてくださった』

と理解しております。

その後は再び、薬局の仕事とヨガ指導に多忙を極めて、一人で心静かにゆっくり瞑想することなく、生活しておりました。

〚内観と原久子先生との出会い〛

ヨガ活動にエネルギーを注ぐために、大阪の薬局に区切りをつけ、自然薬の太陽堂として和歌山市に移し、その隣に太陽ヨガカルチャーセンターを設けました。

13年前に内観瞑想に興味を持ち、学ぼうと思いながらも、気の多い私は、もう一方で自分の還暦祝いに、42歳のころ当時9歳の息子と一緒に走ったホノルルフルマラソンに出場することを思いついたのです。

そして、かつてトレーニングしていたデコボコの山道を1時間走ったのですが、あくる日、エライコッチャ!!　右足が激痛で歩けなくなり、結局、右足第1中足骨が土ふまず側に離れてしまい、7日間、松葉杖のお世話になってしまいました。

歩行不能になったその瞬間、心に浮かんだのは、数年前に読んだ原久子先生の本でした。早速、原アカデミーへ電話をして、原先生の心の曇りが晴れる内観と真我実現セミナーに申し込んだのです。これは、私の真我（本当の自分）が、移り気な私を「足の故障止め」させて、「今すべきことは、内観反省瞑想である！」と導いてくださった出来事だったのです。

〚お釈迦様の教え！「反省瞑想」〛

偉大なるヨギ（ヨガの行者）であるお釈迦様の教えには、
『瞑想とは無念無想となって気持ち良くなるためにやるものではない！　無念無想は危険極まりない心の空白を意味し、いつ他界者が自分の意識の中に、侵入してくるか解らない』
瞑想の意義は、まず反省の瞑想を繰り返し、真我の心と結ばれたとき、瞑想の真価が表れてくるのだ！
とあります。

お釈迦様は、ご自分の身の上に起こる様々な苦悩ゆえ、出家し、八正道｛正見、正思、正語、正業（正しく仕事する）、正命（正しい生活）、正進（正しく道に精進する）、正念（正しく思い願う）、正定（正しい想念で生活する）｝を基盤として、一つ一つをすべて自分の心に問いかける生き方をされて、悟られたのです（完全に真我と結ばれる）。

〚「真我＝内なる神」とは「本当の自分」〛

私は、「本当の自分」とか、「内なる神（真我）」という言葉は知っておりましたが、実のところ、深い理解と実感が得られていなかったようです。
ところが原久子先生がお創りになったスーパーメソッドである内観・真我

実現瞑想を行なうことで、私の（誰もの心の奥にある）真我を実感できるようになったのです。

〔真我（アートマン）と宇宙意識（ブラフマン）〕

　私たちの心は、表面意識（1％）と潜在意識（99％）で構成されています。さらにその潜在意識の奥深くには宇宙意識（ブラフマン）と直結している真我（アートマン＝内なる神＝仏性）という部分が内在しています。

　この真我こそが、「本当の自分」なのです。

　この真我は、宇宙の森羅万象のすべての法則を統括している叡智のことでもあります。

　また、真我の中には、感謝、愛、慈悲、思いやり、誠実、謙虚（下座心）、奉仕、希望、喜び、調和、安心の心と叡智が存在します。

　内観反省瞑想によって、本当の自分は真我の存在であることに気づき、真我のメッセージを直感として受け取る（真我とつながる）ことが出来れば、私たちが今持っている悩みや苦しみに対する答えが解るようになるのです。

　その理由は、真我は、

①何のために私たちはこの世に生まれてきたのか？

②どうしたら、私たちは健康で幸せになれるのか？

③どうしたら、私たちの本当の望み（真我の願い）を叶えられるか？

④今世での自分の役割や使命を知っている。

⑤常に私たちの魂の成長を願い、見守っている。

その他、私たちの疑問に対するすべての答えを持っているからです（P119参照）。

〔真我（本当の自分）と偽我（偽りの自分）〕

自分とは「自らを分ける」と書きますが、全ての人間は、内側に偽我（無意識）と真我を併せ持っています。

真我は、宇宙意識と直結してる『本当の賢い自分』のことです。

そして、無意識は真我に対して、偽我と呼ばれ『偽りの自分』であります。

偽我は無意識の支配下にあって、自己中で、自分勝手で、自分さえよければよいと思ってしまう、我がままな自分のことなのです。

〔誰もが無意識（偽我）の中に 溜めている「カルマ（業）」〕

無意識（偽我）は表面意識と潜在意識の間にあり、両方が混ざった意識です。

無意識の中には、生まれてから今日までに思ったり、感じたり、行動したことが、良い、悪い関係なしに、すべてパソコンに文字や音が記録されるように、記録されています（P119参照）。

この記録の内容は、恐れ、不安、怒り、恨み、嫉妬、意地悪、皮肉癖、トラウマ、悲しみ、挫折、愚痴、傲慢、うぬぼれ、自己中心などの否定的な感情やエゴな心、そして色々な条件付けであり、これらがその人の「思い方の癖」となっております。この思い方の癖＝カルマ（業）＝「心の曇り」＝インナーチャイルド（子供時代の思考やパターン）ともいいます。

さらに無意識の中には、個人的なカルマに加えて、両親や祖父母、先祖のカルマ、さらに地域や国家のカルマ、地球のカルマなども入っています。ですから、私たちはこの無意識からの影響を受け、無意識に支配され生きているといえます。

　カルマは強い力でグルグルと回り続ける性質があり、無意識の中のカルマの浄化修正をしない限り、何度も繰り返し現れてきます。それが苦しみ、病気、怪我、経済、人間関係（家族、職場など）の悩み、として実現してきます。「これをチャンスとして反省しなさい！」という神の愛ある教えなのです。

〔無意識（偽我）に支配される理由〕

　人間は普通、表面上に現れている意識を自分の心と思い、この無意識（偽我）の存在に気づいていません。

　人はこう思おうと思っても、つい自己流の思い方をし、逆にそう思うまいと思っても、自動的にそう思ってしまいます。同じ体験しても、人により、様々な見方や考え方をしますが、このせしめる働きをするのが、無意識なのです。

　また、病気になろうと思う人はいないのに、いつの間にか病気になってしまいます。こうする！と決心しても、すぐ挫折を繰り返し、自分は駄目人間だと責めたり、自信をなくしてしまいがちです（分かっちゃいるけど止められない！）。このような、自分の思考と行動を支配してるものが、無意識（偽我）だと理解する必要があります。

　今まで他に迷惑をかけ、自分も傷つきながら、イライラ、不安の心で、偽我に振り回されて生きてきた人でも、心の法則や宇宙の真理を理解して、さらに無意識の中にある心（カルマ）の浄化をすると、真我（本当の自分）のエネルギーが強力になり、偽我を抑えて、おとなしくさせることができます。そうすると、真我の心で、豊かに生きられるのです。

　聖者といわれる人は、偽我（カルマ）は少しは残ってはいるが、真我のエネルギーで偽我を抑え、真我の心で生きられるようになった人のことです。

〖人生は今まで一番多く思ったり、
　考えたことが現象として現れてくる!〗

　無意識の中にひがむ癖や自分流の思い込み、卑下するなどのマイナスの感じ癖があると、日々、そのフィルターを通して感じ、考えてしまうことになります。

　例えば、自分の無意識の中にマイナス的思考癖があれば、常に思い続けたマイナスの現象が自分の周りに現れてくるという心の法則、宇宙の法則があります。ですから、ポジティブな人生を生きるためには、無意識の思い方の悪い癖を浄化修正出来る内観瞑想が必要なのです。

〖「心の浄化」は無意識（偽我）の支配から
　逃れる方法〗

　無意識の支配から逃れる方法は、無意識の中にあるカルマ（思い方の癖）を見て、それを認める、つまり受け入れることです。

　人は自分の無意識の中のカルマ（恐れ、不安、怒り、恨み、嫉妬、意地悪、皮肉、トラウマ、自惚れ、傲慢、悲しみ、依存、愚痴、エゴな心など）に気づいても、そのような嫌な自分を認めたくないのです。自分はもっとましな、立派な人間と思いたくて、カルマにフタをして見ないようにしているのです。

　しかし、たとえ辛くても（カルマを見ていくと、吐き気や頭痛を感じる人がいる）、醜い自分の心（カルマ）と正面から向き合って見ていくと、自分の中にこういう醜い面、嫌な自分がいるということに気づきます。

　そしてそれを認めてしまうと、それが表面意識に上がってきます。すると、この時点で無意識ではなくなるのです。

　無意識というのは、意識していないが故に無意識といわれるだけです。

　ですから、その無意識を意識下に引き上げてあげることによって、無意識下にあった、醜い心（カルマ）は浄化されていきます。

　心の浄化が進むと、無意識下にあった醜い心（カルマ）が、少しずつ表面に出てきて気づくので、無意識（偽我）にコントロールされることが減ってきます。そうすると、私たちの潜在意識の一番奥にある真我の心（感謝、愛、喜び、希望、慈悲、思いやり、安心、叡智など＝真我エネルギー）で身体の細胞が満たされてくるのです。この真我の心のエネルギーは、無意識のカルマの浄化度に比例して、だんだん深く感じるようになります。

　心の中に溜めた、生まれてから今日までの思ったり、感じたり、悩んだりした多くの否定的な思い（カルマ＝心の曇り）を見ていく度に、心の曇りが晴れて、今まで見過ごしていた何げないことに対しても感謝心を持てるようになってきます。

〔とらわれ、ひっかかり、こだわりの心を　ヨガ行で修正せよ!〕

　これは沖ヨガの教えです。この心は執着心のことであり、無意識の中に溜めた「カルマ（思い方の癖）」のことです。反省瞑想で、カルマの浄化修正を行い、真我の心で生きることが、沖聖師の教えである「無執着の生き方」なのだと理解しております。

〔感謝心が真我意識のフタを開いて　人生を豊かにする〕

　感謝が深くなると真我と結ばれて、真我の心や叡智を獲得していくと、次のことが起こってきます。

①病気が治る（感謝心が副交感神経を優位にし、自律神経力を高め、免疫力を強化して治癒が起こる！）（自律神経 P26、再生不良性貧血、アトピー、喘息改善手記参照）。

②心身が柔らかくなり、ヨガのポーズもやりやすくなり、さらに整体度が上がる（副交感神経が優位になるので、筋肉が柔らかくなる！）。

③今までより感動する気持ちが多くなり、幸せ感を持って生きられる。

④自信や勇気、やる気が湧いてくる（真我エネルギーで全身が満たされる！）。

⑤人間関係がよくなり、また人間関係のグレードがアップする（立ち向かう人の心は我が心を写し出す鏡なり）。

⑥クリエイティブなエネルギーが湧いてくる（真我が直感でアイデアを与えてくださるので、仕事の能力やクオリティ＝質が向上する）。

⑦願いが叶う（真我の応援が得られる！）ハッピー！！

⑧自分の生き方や使命が自覚できるようになり、腰の入った丹田力の高い生き方ができる（真我はあなたの今世の使命と役割を知っている）。

⑨豊かな富が得られる。

親鸞聖人のされた厳しい「身調べ法」を40年かけて、現代人用に行ないやすく工夫し直し、「内観」と名づけた方が故・吉本伊信先生です。吉本先生は生前、会社の経営者でしたが、「身調べ法」で悟った後、奇跡が起こり、当時のお金で7億円の利益がもたらされたそうです。

⑩真我が、私たちの心の成長を願って一生懸命に送ってくださるメッセージを、直感として受け取れるようになる。導かれると、自然と自分が成長できる良い選択をしながら生きていくようになる。

このシステムは、人間に対する神の大きな愛の現れ（親の子供へのごほうび）であり、恩寵（神のいつくしみ）でもあるのです。

〖心の浄化をやることで
真我の心を獲得するメカニズム〗

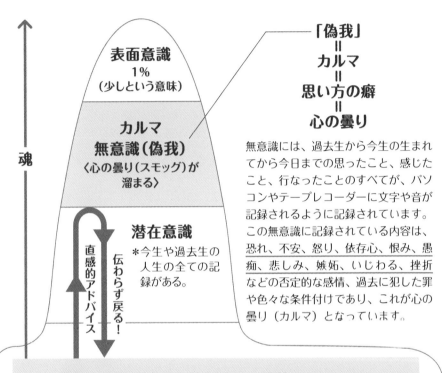

「偽我」
＝
カルマ
＝
思い方の癖
＝
心の曇り

無意識には、過去生から今生の生まれてから今日までの思ったこと、感じたこと、行なったことのすべてが、パソコンやテープレコーダーに文字や音が記録されるように記録されています。この無意識に記録されている内容は、恐れ、不安、怒り、依存心、恨み、愚痴、悲しみ、嫉妬、いじわる、挫折などの否定的な感情、過去に犯した罪や色々な条件付けであり、これが心の曇り（カルマ）となっています。

真我＝本当の自分＝内なる神＝仏性＝アートマン

＊真の生命力
＊自律神経を通じた生命維持装置である
＊宇宙法則の叡智、恩寵（グレース）
＊{感謝、愛、慈悲、優しさ、誠実、謙虚（下座心）、喜び、希望、安らぎ}の心
＊あなたの今世の果たすべき使命と役割を知っている！
　〈真我のエネルギーは宇宙意識（外の神＝ブラフマン）と繋がっているため、
　果てしなく大きいのです〉

「あなたの答えはあなたの内にあります」

〖人間性の向上とは〗

　P119の図を見ていただくと、無意識に溜まったカルマ（心のスモッグ）が邪魔をして、真我から直感という形で指導的メッセージが送られてきても、本人が受け取れないことになります（矢印が表面意識に届かず戻ってしまう）。ですから、多くの人は、無意識（偽我）に溜めたカルマに支配されて、不安や苦しみの人生を生きていくことになるのです。内観でカルマの浄化をすることで、全ての人間の内にある真我の心（感謝、愛、慈悲、叡智など）を獲得していくことが、人格を高めていくことになるのです。

　「人間性の向上は外から得るものではなく、内から得るものです！」

〖内観反省瞑想の目的〗

①両親や今までかかわった人たちにお世話になったことを見ていき、感謝心を引き出すことで真我とつながる。

②ご迷惑をかけたことを見ていくことで、今の自分はどういう心の人間なのか！をしっかりと見る。自分のカルマ（思い方の癖、人格の欠点）に気づいたとき、初めて自分を変えることが出来る。

　私たちは、改めて人間関係を通して自分の人生を振り返り、反省しなければ、自分の思い方の癖（カルマ）に気づくことはないのです（人ともめるときは同じパターンでもめる、失敗するときは同じパターンで失敗してしまう！）。

③真我と結ばれると願いを次々と叶えることが出来てくる。

　自分のカルマが他にご迷惑をかけ、傷つけ、そして自分自身をも苦しめ、自分の願いが叶わない原因になっているということを理解する必要があります。

〖親鸞の悟り〗

　親鸞聖人は、身調べ法（４日ほど断食、断眠で、命がけで行なう反省瞑想）という厳しい内観で、自分の醜い心に気づかれたのです。

　そして「私ほどの極悪人はいない！」と反省し、人間一人の力では何も出来ないことを悟り、南無阿弥陀仏｛すべて神（真我）の御心のままに生きていきます｝と、唱えられて、浄土真宗を開祖された聖人です。

　親鸞聖人は『普通の人は天国に行ける、まして悪人は当然天国に行ける！』と言われたそうです。この意味は「自分のことを普通の人間と思っている人も天国に行くことが出来る、自分が悪人！と反省して気づいている人はまして当然、天国に行くことが出来る！」という意味です。

　私の内観記（P126）で、自分の醜いカルマを見て、身悶えして、ずいぶんと苦悩しました。このとき、私は「親鸞聖人でさえも、反省して嘆かれたのだから、凡人の私がさらに重症な醜い心を持っていたのは当たり前だ！」と少々ホッとし、慰められたものです。

〖内観瞑想を行なう前の準備〗

①少食であること：少食は脳波をα波にし、心を内側に向けやすくします。胃が満腹だと血液が胃や腸に多く必要となり、脳に流れる血流量が少なくなり、内に気持ちを向ける内観瞑想が出来ないのです。

②ヨガ整体で体のこりをほぐし、心身共にリラックスしていること：脳波がα波に移行しやすくなり、心を外側ではなく、内側に向けることが出来やすくなります。

③内観の前には必ず、丹田完全呼吸法をやること：深い呼吸になると脳波が

α波となり、潜在意識のフタが大きく開きます。それによって、過去の出来事とそのときの感情を思い出し、さらに、自分の真我からのメッセージをアジナチャクラ（松果体）から右脳を通して、直感として受け取ることが出来るようになるのです。

〔内観の行ない方〕

　内観は両親や今までかかわった人たち一人ずつ年代別に、お世話になったこと、お返しが出来たこと、ご迷惑をかけたことを見ていきます。ただ、淡々と見ていくだけで、沸々と感謝や懺悔の心が湧いてきます。

　また、その場面をじっと感じて、そのときの自分の心、相手の心も感じ取ってみると、さらに効果的です。

　休日に５時間ぐらい集中して行なう、あるいは毎日年代別を分けて少しずつやることも出来ます。

〔お世話になったこと〕

　その人がいなければ困ったことは、全てその人にお世話になったことです。例えば、オムツを替えてくれた、食事を作ってくれた、学費を出してもらった、落ち込んでいるときに励ましてくれたなど、困ったとき助けてもらったことでド忘れしてることが一杯出てきます。

〔お返しが出来たこと〕

　相手が喜んでくれたこと、相手に役に立ったことを調べます。
　自分が本心から喜んでもらおうと思ってやったことを調べます。
　親へのお返しがほとんどないことに気づきます。

〖ご迷惑をかけたこと＝
　自分のカルマが写し出されている！〗

　病気や怪我をして心配させたこと、無理を言って困らせたり、生意気な態度や言葉で傷つけたこと、相手を怒らせたり、見下したり、嫌ったり、意地悪したことなどを調べます。ご迷惑をかけたところを深く深く見ていくと自分の心の癖（クセ）＝カルマに気づきます。

〖内観瞑想の方法〗

① P124の表をノートに書く、あるいは、メモせずに思い出すだけでもかまいません。

②最初は母親、父親、祖父母、兄弟、姉妹、先生、友人、配偶者、子供など、自分がお世話になったと思われる人から順番に一人一人について、メモしていってください。

③一人についてひとつの表を作ってメモを書いていきます。次の人を見る場合は、新たな表を作ります。

年代	お世話になったこと	お返ししたこと	ご迷惑をかけたこと
0〜6歳			
7〜12歳			
13〜15歳			
16〜18歳			
19〜25歳			
26〜30歳			
31〜40歳			
41歳〜今まで			

〔内観の目安〕

　一人の人に対して内観を行う目安は「感謝の泉」に出会うまでやることです。私の体験から、特に最初の人間関係である両親に対しては絶対に必要だと思います。

　どんな親であろうとも、生まれる前にあの世で自分が両親を選んだ理由が分かる（真我が直感で教えてくれる）まで内観すると、さらに深い感謝の泉に出会います。

　感謝の泉とは、両親や人にお世話になった事実を淡々と見ていくと、ある時点で感謝の心が一気に湧き出すときがあります。その感情は止めることが出来ず、数時間続くこともあります。

　ご迷惑を見ていくと、無意識のマイナスの感情や思い方の癖に気がつき深い懺悔の心が湧くことで、感謝心がさらに深くなるからです。これは奥にある真我の感謝や愛に溢れた心が表面意識に上がってくる現象です。私も12年間の反省瞑想で3回体験させていただきました。

〔驚きの気づき：私の原式 内観：真我実現瞑想体験〕

　内観するまでの私は、自分の人間性に甘い点数をつけ、そこそこ親切で思いやりのある人間だと自己満足をしていたのです。

　ところが内観後、自身の評価は、見事に打ち砕かれました。

　59歳で初めて今までの人生を振り返る内観を行ない、こんなにもひどい自分の醜い心があったことに気づかされ、大きなショックを受け、深い反省を余儀なくされたのです。

〔私の父への内観記〕

　父は外で働いて稼ぐことが出来ず、主夫となり、母の経済力で家族の生活を支えておりました。父の料理の腕前は抜群で、いつもおいしい食事を作ってくれ、私を生きがいのように猫かわいがりしていました。

　母は、仕事（呉服と用品の小売）について非常に努力家で才能も運も強い人でした。そして、深い愛情で私たち兄弟を育ててくれたのです。私は母のことを心から信頼していました。

　父は母に依存しており、身体の関係で病院の薬（化学薬品）をいつも飲まなくてはなりませんでした。そして、私が少しでも体調が悪いと、いそいそと医者に連れて行き、しっかりと薬を飲むように言い、言われた通り薬を飲むと機嫌が良くなりました。私は子供の頃は喘息、蕁麻疹、扁桃腺肥大、肺結核などの薬（化学薬品）づけでした

　また、父は時々心が不安定になることがあり、突然機嫌が悪くなり怒ったりしました。そんな父が私には、軽薄で頼りなく見え、幼い頃から信頼をしなくなり、大きくなるにつれて見下し、持ち前の強い攻撃力で、まるで下男のように接してしまったのです。

〔自己処罰〕

　また６歳上の兄が、母にかける親不孝（男との喧嘩と激しい浪費）に対して、嫌悪と怒り、そして恐怖心が絶えず、この怒りと恐怖を父にやつ当たりしたカルマがまとまって、自己処罰（P137参照）となりました。

　私は中学３年から高校、大学まで過食症を患ったのです。過食症は無理に食べては吐くを繰り返します。そして、ほどなくして私は自律神経失調症となり、さらにイライラの心を父にやつ当たりしていたのです。

　気弱な父は全ての私の我がままを辛抱強く、仕方なく受け止めてくれました。

　父は40年前に他界し、私の表面意識からかなり風化しておりました。父の印象は、頼りない、気の小さい、無責任な男というもので、内観するまでは父の人生を認めることはありませんでした。

〚父への内観〛

　父に対して初めての内観で、お世話、ご迷惑、お返しが出来たことを見ていきました。

　最初は、こんなことをお世話になった、あんなことをご迷惑をかけた、と無感情のままシートに書いていたのですが、さすがに6時間ぐらい見続けていると、とてもお世話になり、かわいがってもらった父にひどく非情なことをしてしまった！という後悔と懺悔の気持ちで一杯になったのです。

　いつも我がままをきいてくれ、おやつも一杯用意してくれたこと。

　一生懸命料理を工夫して家族に作ってくれたこと。

　私が7歳頃喘息発作を起こした寒い冬の夜中、父は自転車でかかりつけの医院の門の前に2時間も座り込み、結局根気負けした医者から薬をもらってきてくださったこと。

　5歳の頃、台風で洪水になった川に自転車ごと落ちて、見つけた近所の男性が意地悪して助けるのを遅らせたことを知った父は、怒りのあまり、包丁を持って、その男に「俺の一番大事な娘になんという仕打ちをしたんだ！俺は甲斐性はないけど、あんたと刺し違えることは出来るぞ!!」と言って本気で抗議してくれたこと。

　ド忘れしていたことを一杯思い出したのです。

　そんな父の愛に対して私は何をしたのでしょう。全てを我慢して受け入れ

てくれた父に対し、ただ世話になり、過食症で心のバランスをくずしていた私は図に乗って、反抗し、気ままを言い続け、多大なるご迷惑をかけ続けたのです。

　老年の父はとうとう限界にきて、私に怒りを持ち、ヨボヨボになりながら、ヤケクソで、攻撃的に私を睨んだこともありました。

　老齢の父に対して、私が優しくしてあげようとしても、今度は父の方が逆襲するようになってしまったのです。

　図に乗ってご迷惑をかけたにもかかわらず、この記憶は、私の心の傷（悲しみと罪悪感）として表面意識にわずかに残りました。

　父は72歳で最期を迎えましたがその2日前、29歳になっていた私は、会社の出張で金沢に出かけることになりました。出かけに母から『お父さんに声をかけていきなさい！』とうながされ、寝たきりになっていた父に向かって『金沢へ出張に行ってくるね』と声をかけると、父は無表情だけど、寂しそうな瞳をして私をじっと見ていました。

　そして、父はどの子供にも会わずに母と二人きりで過ごし、あくる日の夜中に息を引きとったのです。

　結局父は、家族や周りの誰からも認められない自分の人生を嘆き、パーキンソン性認知症を患い、他界してしまったのです。

　父の母へ最後の言葉は、「俺が死んだら、太郎（兄）の苦労をお前一人にさせてかわいそうやなあ、太郎を一緒に連れて行きたいけどね。お前に世話になったなあ、もう子供はいらないなあ」と小さな声で言ったそうです。

　今、内観して改めて父の心を感じる取ると、父は兄のことを苦にして、母の苦しみを案じていたのです。経済力のない父は兄を一度も説教できず、悶々と苦しんでいたことに気づき、父に対して無責任な人間と思い込んできたことは、私の大きな勘違いだったことに気づいたのです。

　本当の父の姿は優しい心の持ち主だったのです。未熟な私の犯した大罪

（大きなご迷惑）を嘆き、和解の呼吸法で霊界の父に何度も何度も懺悔した
ものです。

〔感謝と懺悔の泉〕

そんな父の内観で強い懺悔の念に駆られていると、私の真我が一瞬にして
父の悲しそうな画面（悪の兄ともめて沈んでいる父の姿）を見せてくださっ
たのです。

その瞬間、もう私は号泣しました。

両親は兄に苦労し続けていたのに、この私までもが父に辛くあたり、見下
し、悲しませていたことに、ようやく気づいた瞬間でした。

59歳のイイ年した私は、身の置き場がないほど恥ずかしく、申し訳ない
ことを父にやり過ぎてしまった罪悪感で一杯になりました。帰宅してからも、
懺悔の気持ちがとまらず、食器を洗っていたとき、突然、懺悔と感謝の涙が
あふれて１時間以上、泣き続け、その後１ヶ月ぐらい、１人で折にふれて
泣き続けたものです。深い懺悔の涙でした。

その後、止観瞑想（腹が立ったことを見て怒りを出す瞑想法）をやり、３
歳、４歳の頃の父とのある出来事が、私の父への怒りの大きな原因だったと
いうことに気づきました。

その出来事は、幼い私のプライドを大変傷つけ、父への不信感と見下しの
原因となっていたのです。

怒りを出す方法としては、出さない手紙を父に宛てて書き、思いのたけを
出し切ります。私の父への怒りは出したけど、私の父に犯した罪の方が何百
倍も大き過ぎて、やはり罪悪感を拭い去ることはできませんでした。

第３レベルの「傷つけた人を見ていく瞑想法」も行ない、自分の業深さか
ら呼吸困難を起こすほど懺悔しましたが、この時点では私の心はいまだ、すっ
きりせず、自分を許すことはできませんでした。

結局３年の間に、第４レベルの「自分を愛せるようになるための　傷つけた人に対してついたウソと盗み」まで行ない、父に対して約140時間以上内観しました。

　このレベル４瞑想は、さらに角度を変えて見ていくことで、真我の導きのもとにより、深い気づきがもたらされる瞑想法なのです。

〔母に感謝の泉〕

　母についても100時間以上内観しました。

　大好きで尊敬し、大信頼をおいていた母にも、我がままをすべて受け止めて頂き、贅沢な暮らしと深い愛情で育ててもらったこと、大変お世話になっていながら、お返しもほとんどせず、ご迷惑や傷つけたことを思い出しました。

　母も辛抱強く、愛を持って私のカルマを受け止めてくださったのです。もし自分がこんな私のような子を持ったら、とても我慢出来ないとつくづく感じたものです。過食症で心身を乱したときは、母にもイライラをぶつけ、死にたい（本音ではなかった）と書いた私の日記をこっそり見た母を死ぬほど心配させたことも深く懺悔しました。

　母には忍耐力と強さ、努力、愛の深さを学ばせて頂きました。再び感謝の泉（感謝と懺悔の心が一気に湧き出す）に出会い、トイレで号泣したのです。

〔12年間の反省瞑想で 私の真我から頂いたメッセージと気づき〕

①父は仮面うつ状態で生きた人生だったこと（だから不安定な心で幼い私を傷つけたし、着地した生き方が出来ず、社会適応出来なかった）。
②父が私の我がままと攻撃に耐えていた理由は、愛情と、幼い頃の私への罪悪感と気の弱さからだった（私の気の強さに圧倒されていた）。

③私のカルマを周囲の人々にも小出しにして、迷惑かけたり、傷つけたりして人間関係を損ない、結局自分を苦しめていたことに気づいた（自己処罰の体験）。

④父や兄を敵視していたことが、他の男性への攻撃や強い嫌悪感、男性との人間関係がうまくいかなかった原因である（父に感謝が出たら、男性に対する敵意が消えた！）。

⑤なぜ、父はどの子供にも会わずに、あの世に帰ったのですか？　と問いかけたら、『お前たちは父の最期にも、ありがとうを言えなかったからだ！』と真我が教えてくれました（懺悔の号泣）。

⑥お世話になったことに対しては、能力の有無、好き嫌いな人にかかわらず、同じ価値があり、同じ感謝をするべきである（見下した父に対して、当然すべき感謝をしていなかった反省）。

⑦「父の人生はパーフェクトだった」。理由は「母親のビジネスの能力を上げるため」というメッセージを真我から頂き、かなり驚きました。男の人生を生きられなかった父の人生がパーフェクトだったということを、考え続けました。すると、父は生まれる前から、うつを演じることを母の魂と約束をして、母の能力を引き上げる協力をする役割だったことに気づいたのです。もし父が働いて中途半端にお金を稼いだりしたら、母は子育てと主婦業のために、あの力強い能力が発揮出来なかったのです。このことに気づいた時点で、私は父の人生にかなり納得することが出来たのです。

⑧私が両親を選んだ理由は、内観を続けていくと、その理解がだんだん深まっていきます。私の両親共ども、「ほとんど抵抗せず、辛抱強く、私の我がまま、攻撃的、冷酷、非情、傲慢、支配的、自己中なカルマをすべて残らず、写し出して頂くためだった」と腹の底から理解出来ました。

〔私が両親を選んだ真の理由の気づき〕

　大変お世話になりながら、親だからコレぐらいは大丈夫（自分についたウソ）という図に乗った甘えで、ひどく迷惑をかけ、苦しめて「盗み」してしまった両親に対して、申し訳なく、身悶えし、内臓がよじれるほど、後悔と懺悔に打ちひしがれたのです。

　瞑想会場のトイレで号泣しながら、真我にすがるように「なぜ両親共、無抵抗に私のカルマを写す役割を引き受けてくださったのでしょうか？　どうしても知りたいのです！」と問いかけたのです。

　　すると10秒ぐらい後、直感で額の前に浮かんだ映像は、かつてTVで見た、比叡山の千日回峰行を二度満行し、天台宗の大阿闍梨となった故酒井大僧正の名前とお姿でした。酒井大僧正は自分のカルマが原因で、奥様を深く苦しめた罪悪感の苦しみから、二千日回峰行（荒行）の偉業を成し遂げ、信者に拝まれる大阿闍梨となられた方です。

　そして、「罪悪が強いほど、懺悔と感謝が強く起こり、心の浄化が起こる」という真我のメッセージを頂いたのです。

　そのとき、さらに父の人生の役割がもう一つあったことを真我に教えられたのです。

　父と母は、私のカルマを無抵抗にすべて写してくださり、そのことで私は特に父に対して大罪を犯しました。

　そして、父が幼い頃の私の心を傷つけた出来事すら、生まれる前から互いに約束し、仕組んできたことにも気づかされました。このことが、私の強い攻撃力のカルマをさらに増強して、父に写し出され、苦しめてしまったのです。

　そのことによって今、深い懺悔と感謝が湧き、「私の心の浄化と進化に協

力する役割を辛抱強く愛を持って、引き受けてくださった」ことを、深く理解出来たのです。

〖私の父の人生はゴールド‼〗

　この瞬間、私の中で、父の人生がゴールドに変わり、父の人生の真価を理解し、認めたのです。そして、今までの私は父に申し訳ないという、懺悔の心の方が大きかったのですが、この瞬間から、深い本物の感謝に変わりました。

　その後、感謝の呼吸法で、父にイメージの椅子に座ってもらい、感謝を述べたのですが、それまでの私の気づきでは、父の顔が軽い微笑みの顔だったのに、今回の父の顔は歯を出して大きく口をあけて嬉しそうに笑ってくださったのです。

　「やっと父の人生の意味と価値を理解出来た娘」に、霊界の父は大きな歓びの笑顔で答えてくれたのでした。

　このとき、私の胸にしこりとなっていた父への罪悪感がすっきり消え、やっと、自分が許されたという安堵感を持つことが出来ました。と同時に、どのような親の姿であっても、自分が両親を選んだ真の理由を真我が教えてくれるまで、内観を続けることが、自分の浄化度を深めていくことになるのだとつくづく感じたものです。

〖他の人生の批判は禁物〗

⑨父の内観で「人にはそれぞれ役割と使命があるから、どんな人生であっても批判してはいけない」ということに気づかせて頂きました。

〚真の師匠は私の両親〛

⑩私の人生の真の師匠は、私の魂の浄化と進化に協力してくださった、父と母であったことに気づかされました。

両親に対して、心から深謝します。

（どんな偉い人の話を聞いても、その瞬間は感動するが、自分の心を変えることは出来ません。変わることが出来るのは、本音で懺悔と感謝が起こり、真我の心をくみ上げることが出来たときだけなのです）

⑪父や母に頂いた本物の愛は無駄にしてはいけない、両親へのご恩返しのためにも、もっと心の浄化をして、進化していかねばという思いに駆られております。そして「他にお返しをやり続けることしか、私のカルマは許されることはない！」という思いです。これからの人生は、謙虚さをもって、他にお返しする生き方を決めております。

この内観手記は、私の懺悔です。お読みになった方に、少しでも、気づきのお役に立てたら幸せです。

〚この世に生まれてくる目的〛

ブライアン・L・ワイス博士（前世療法、元マイアミ大学医学部精神医学科教授）は、退行催眠の中で、被験者の口を借りて、あの世の指導役の魂に教えられたという内容は、

「我々人間は、自分が学ばなければならないものを選んでいる。我々は、人間関係についてもっと学ぶ必要があるときに、この世に戻ってこなければならない。人間関係について、学び終えた者のみが、さらに先へと進んでいくのだ」

　両親、家族や友人、職場、その他全ての人間関係という大切な体験をすることで、自分の「愛と感謝レベル＝真我の心」を確かめ、さらにこの心のレベルアップのために、生まれてくるということなのだと思います。

〔子供は親を選んで生まれてくる〕

　この世に生まれる前、霊界で自分の親になる人を決めてくるそうです。
　その基準は、自分の過去生からのカルマを写し出してくれる人を選ぶということです。
　この世に生まれ出て、最初の人間関係は両親（あるいは育ててくれた人）です。
　自分の父と母の内観を徹底して見ていくことで、今の自分のカルマ（ご迷惑をかけたところに写し出されたことが自分の思い方の癖）に気づき、生まれる前に自分がこの父と母を選んだ理由がわかるまで（つまり真我が直感で教えてくださるまで）、何度もくり返して行なうことで心の浄化→真我と結ばれて→家族や他の人間関係の悩み、仕事や人生の苦しみを解消し、上下丹田力（正しい理解力と感じる力＝真我の心の獲得）のある自分に進化することが出来るのです。

〔立ち向かう人の心は我が心を写し出す鏡なり〕

　この言葉は昔から伝わっていますが、その意味は、立ち向かう人の心は、今の自分の心の鏡となって写し出してくれているということです。例えば、相手に言われた言葉やされたことで、イライラしたり、頭にきたり、嫌悪したり、引っかかってしまうということは、必ず、相手と似たようなもの、見合うものが自分の中にあるからなのです。
　相手が自分のカルマを写し出してくれているという意味の言葉です。同じ

ようなものがなければ、まったく、引っかかることがないのです。

〔カルマの法則は因果の法則〕

「自分で蒔いた種は自分で刈り取らねばならぬ」という格言があります。

　出した言葉、心で思ったこと（言葉として出さず、心で思ったこと）、とった行動は、エネルギーとして、宇宙に放出されます。このエネルギーはいったん放出されたら、消えることはなく、ブーメランのように自分に返ってきます。

　原因を作ると、結果が生じるという因果の法則がカルマの法則なのです。「無知は罪」といいますが、「心の法則」を理解して、自分自身の人生を進化の方向へ向けるよう舵をきりましょう！

〔日常内観の効用〕

　私の場合は相手に引っかかって、頭にきたとき、まず「あいつめ、バカやろう‼」などと大声で叫んで、怒りのエネルギーを出します。怒りは、我慢して溜めると、体に悪影響（病気の原因はほとんどが怒りといわれています）があります！

　車の中は怒り放出の最適な場所です。怒ったその後で『過去に、このようなこと、あるいは、コレに見合ったことなど、あの人（両親や他の人）に、言ったこと、行なったことはなかったか？』と反省してみます。これを日常内観といいます。すると、たいがい誰かに同じようなことを、言ったりやっていたことを思い出し、ひそかに納得して反省出来ます。

　また相手を嫌うと、その嫌いエネルギーがブーメランのように自分に跳ね返り、自分を嫌っているという思いを持ってしまうのが、心の法則です。

怒りを持った人に内観して、相手の良いところやお世話になったこと、ご迷惑をかけたことを調べてみることが、自分の乱れた心を解消できる方法です。そして相手が目の前にいなくとも、相手の顔をイメージしてごめんなさい、または、ありがとうを言うと必ず相手に伝わります。また、相手に対する自分の心がより良い方へ変わります。

　この日常内観の習慣は、さらにカルマを積まないように出来るし、心の整理にも役立ちます。是非、活用してみてください。

〔自己処罰概念とは〕

　心理学においては、自己処罰とは「こんなにも醜い心の自分は、健康になってはいけない、幸せになってはいけない」という心が無意識に働いてしまうということです。
　そして無意識に、不健康な生活をしたり、仕事でここ一番で失敗したり、事故にあったり、人間関係の不調和、あるいは病気を引き寄せてしまうのです。そして、幸せになりそうになると怖くて、幸せにならない方を無意識に選択してしまうようになるということです。

　私も、醜い心のカルマゆえに、過食症で自分を苦しめ、交通事故にあったり、自分で転んで何回も怪我をし、また詐欺にあい、ある人の心の裏切りにもあって、１年間地獄を見たこともありました。
　また、父を見下し嫌ったカルマが原因で、仕事関係の男性とうまくいかず、悩んだものです。
　全てはカルマを気づかせてくださるための自己処罰だったのかと、今はしみじみ反省しております。

〔カルマの浄化になる　お返し（奉仕）〕

　感謝と懺悔の心が出ると、見返りを求めない、本音から出たお返しの心が湧いてきます。お返しこそがカルマの浄化になるのです。

　「お返し」とは、①相手が喜んでくれることを行なう。②相手が良くなり、成長できるために、協力すること。③ありがとうの言葉を相手に伝える。④笑顔で接する。

　「一日一善」と決めて実行することも出来ます。例えば、相手が元気になる言葉をかける、道端の缶やペットボトルを拾ってゴミ箱に入れる、あるいは他のトイレが汚れていたら、チョイ！とそうじする、など意識すればいくらでもお返しの積み立てが出来ます。

〔真我からのプレゼント!〕

　反省瞑想で心の浄化をすると、真我はその成長をとても喜び、その人に必要なご褒美をどんどん与えてくださいます。

　私も真我からのプレゼントを次の如く一杯頂きました。
①自己処罰である、自分を苦しめていた過食癖（過食症は社会人になってから治っていた）が改善された！　癖で、つまみ食いしようとすると、「止め！」という気持ちが湧いてくるのです。また、「今日は疲れてるから、スープだけで過ごそう！」というように、自分に良い選択（真我の心）が出来るようになりました。
②自信とチャンスがもたらされた！「心の法則は、カルマが多いと自分に自信が持てない」

21年間、原稿を作り、本の執筆を願いながらも書けなかった私ですが、真我に応援されて、やっとこの本を書くことが出来、21年間の願いが叶いました。

③病気や苦しみの原因はカルマであり、この浄化修正の方法を知ることが出来ました。そのおかげで、がんやうつ、難病など患っている人や人間関係（両親、家族、職場、恋愛）で悩んでいる相談者に対して、的確なアドバイスが可能になったことです。また、過去の私は、アドバイスを受け入れない人に、イライラを感じてしまうことが多かったのですが、自分の心の浄化が進むにつれて、相手の心が敏感にキャッチ出来るようになり、相手の状態に添えるようになったのです。子供の頃からの「病気で苦しんでいる人々を助けたい」という願いが、叶っております。

④大きい苦しみ、病気を持った相談やヨガの生徒が増えた（引き寄せの法則）。

⑤真我のメッセージを受け取ることが出来るようになったので、どんな難題が起こっても、「真我に導かれているから大丈夫！」という安心をプレゼントされました。

その他にも奇跡的な真我のご褒美が多くもたらされました。

心の浄化をすることで、誰でも真我と結ばれ、お得で、幸せになれる心の法則と宇宙の法則があることを知って頂きたいと願います。

〔感謝する能力が幸福感を創る！〕

お金や物が手に入ったり、恋人が出来たり、食事がおいしく感じたときなど、一瞬、幸せに感じます。しかし、これらの感情は続かず、無くなっていくものです。

では、真の幸せを感じるのは、どのようなときかというと、それは感謝の心が深まったときだと思います。感謝が深くなると、今まで見落としていた

何気ないことに、感謝が湧いてきたり、感動することが多くなるのです。

　私の場合は今まで当たり前と思っていた、空気、水が与えられ生かされていること、トイレがあること、食事がいつでも食べられる（アフリカでは760万人が飢餓で死んでいる現実）ことなどについても有り難いなと感じるようになりました。

　また、生徒さんたちが来てくださるからこそ、私はヨガ指導を仕事として出来ることを、また病気相談してくださる自然薬の太陽堂のお客様にも有り難い！という本音の感謝も感じております。感謝が増えるにつれて、怒りも減り、不安も消えていきます。不安があると、幸せは感じません。幸せになる方法は無意識のカルマを浄化して、不安から解放されることです。

〖人はあの世に帰ると必ず、　厳しい内観が待っている！〗

　『生きがいの創造』（飯田史彦著）によりますと、退行催眠の研究者のジョエル・L・ホイットン博士（トロント大学医学部精神科主任教授）の被験者たちの証言は皆、あの世にいる「裁判官」（指導役の魂）の存在を裏付けています。指導役の魂たちは、今人生を終えてきたばかりの目の前にいる魂に対して、その人生を回顧するように促します。

　そして、目の前でパノラマのように自分の一生のビジョンを見ながら、終えてきた人生における後悔や罪悪感、自責の念が心の底から湧き上がってくるのです。被験者たちは、人生を回顧するこの瞬間を思い出しながら、催眠状態のままで、見るも無残なほど苦悶し、悲嘆の涙にくれるそうです。

　その理由は終えてきた人生で他人に与えた苦しみが、まるで、自分がその苦しみを受けるかのように身にしみるからです。人生を再現するビデオテープのようなビジョンを見せられた魂は、何一つ漏らさないようにすべての意

味を理解して、厳しく自己反省を行ないます。

　このときになって初めて、魂は自分が間違った選択をして、幸せを逃したり、他人を傷つけてしまったときのこと、命が危なかった自分が助かった（真我に助けられた）ことなどをようやく理解していくのです。

　ホイットン博士は多くの研究をもとにして、次のように結論づけています。
「あの世に戻って、終えてきた人生を見せられ、後悔を体験することは、一種の地獄を体験することと同じである。自己の犯した罪が、言い訳も、理由づけもすべてはぎ取られて、生々しく醜い姿をさらけ出すからだ」

〔終えた人生の自己評価〕

　さらに、私たちの誰もが人生の再現ビジョンを見せられながら、終えてきた人生におけるすべての言動の説明を求められるとのことです。そして、そこで問題とされるのは、
①どのぐらい人々を愛したか（愛とは相手が良くなることに協力すること＝沖ヨガの教え）。
②誠実さと謙虚さをもって生きたか。
　であり、この世で儲けたお金、得た地位はまったく評価されないとのことです。
　そして自分のカルマを見て、指導役の魂の助言を受けながら、次の人生の計画を立てた後、両親を選び、母親となるべき人の妊娠を待って、再び子宮の中に入り、この世に生まれ変わってくるということです。

　このことから、今私たちは生きてる間に、人生を振り返り、反省瞑想で心の浄化をすることの大切さがお解りになると思います。
　私も自分の両親や息子、多くの人たちにかけたご迷惑の罪悪感で苦しみ、

懺悔の涙にくれましたが、今この世で生きているということは、懺悔して訂正し、お返し（奉仕）を出来るチャンスが、いまだ与えられているのです。だからこそ、反省瞑想で人生を振り返り、生き方の軌道修正することが必要だと思います。おかげ様で、この罪深い私は間に合ってよかったと、しみじみ真我の導きに感謝してる次第です。

〚病気や苦しみ、悩みは 自己改造の天与の手引き!〛

　沖聖師曰く、『ヨガは自業自得の教えであり、自分に関する一切の責任は、自分がとるべきであり、自分の努力で解決しようとするとき、その問題を活用して、進化することができる』。

　ですから、ヨガは一切のものを教えとして、自分を磨き、高めようとするものであるから、病気や苦しみを、天（神）が与えた自己改造の手引きと見ます。つまり、病気や悩みを通して、正しい生活を知り、自分（カルマ）を知り、真理（真我の叡智）を学ぶのです。

〚内因=七情と病気の関係〛

　内因とは、病気の原因となる感情の失調のことです。古来漢方では、感情が心身の不調に密接に関係すると考えてきました。
内因には、
　①喜―過度の喜び、興奮は心臓を傷つける。
　②怒―過度の怒りは肝臓を傷める。
　③憂―過度の憂いは肺を傷つけ、うつ状態になる。
　④思―くよくよ思い悩むと、脾が傷み食欲不振、不眠、物忘れを招く。
　⑤悲―過度の悲しみは肺を傷め、うつ状態になる。

⑥恐―恐れは腎臓を傷め、不安、閉じこもり、失禁が起こる。

⑦驚―強いショックは腎臓を傷め、情緒不安定、精神錯乱を引き起こす。などがあります。

<u>内臓の細胞は私たちのマイナスの感情(カルマ)をすべて受け止めてくれ、限界に来たとき発病するということです。</u>

〚心の浄化と自律神経力の関係〛

感謝心が湧いてくると、副交感神経が優位になり、心身ともにリラックスでき(第1章P26・27参照)自然治癒力がアップして、病も改善されてきます。

〚病気や心の苦しみを解消し、幸せになる方法〛

<u>病気は自律神経の働きの乱れから起こります。当薬店では自律神経力を高める方法をアドバイスさせて頂いています。</u>

①<u>少食、骨格の歪みをヨガ整体で修正</u>、丹田完全呼吸法で呼吸が深くなるよう指導します。必要ならば<u>自然薬の服用や無添加食品</u>もお勧めしております。

②病気や苦しみは他から与えられたものではなく、自分から出てること(カルマが原因)を、まず気づくようにお話しします。また、生活(睡眠や仕事)の改善すべき点も話し合います。

③本人の誤っている思い方、感じ方に気づくように、内観反省瞑想をお勧めします。

④水の浄水(浄水器の取り付け)、電磁波から身を守る方法もアドバイスします。

本音で感謝心が持てるようになれば、自律神経力が高まり、真我と結ばれて、その中にある生命力（自然治癒力）を引き出すことが出来るのです。

　重症な病気の方や、心の苦しみが大きい人ほど、しっかり取り組むことが出来て、自らの心身の歪みを正し、進化していかれます。

成功例

例１：喘息、アトピー、乳がんの改善は巻末の手記参照。

例２：中１から７年間の引きこもりの息子を助けたい一心で、その母親がヨガに通いながら和歌山で内観だけを３年間必死で行ない続けた結果、昨年の４月、息子自らの意思で東京に出て、一人で自炊生活し、ある学校に通い、勉強をし始めました。今も順調に元気で頑張っているそうです。

例３：母親を憎んで生きてきた３０代の女性、周囲の人々との人間関係がうまくいかず、ご主人ともしっくりいかなくて、悩み、迷いのまま生きていました。ヨガをやり、内観と真我実現瞑想をやると母親とのしこりも消えて、母親やご主人にも感謝が起こってきました。結果、自分の心が平和になり、仕事も見つかって、心の浄化のすごい効果にとても感動してます。

▶ 他の例　H.P 〔 自然薬の太陽堂 〕で検索

〔配偶者や子供、経済に悩みのある人は、
　自分の両親の内観をする必要あり！〕

　上記の他にも、うつが改善、奥さんが浄化したらご主人の仕事が決まった人など、多くの人たちが願望実現しております。配偶者や子供たちに問題や悩みがある人はご自分の両親の内観をして、感謝と懺悔の心を引き出して浄化すると解決していきます。

〚感謝、懺悔、下座、奉仕、捧愛の心〛

　沖ヨガ三島道場には、この感謝、懺悔、下座（謙虚）、奉仕（お返し）、捧愛の大きい掛け軸が掛かっていました。

　沖聖師の教えは、『この心を持てるようになることが、ヨガ行の目的であり、人生の目的でもある』ということです。

　内観をやり続けると、無意識のカルマの浄化が進むにつれて、感謝心と懺悔心が深くなり、醜い心の自分は、今まで両親を始めとして、多くの人たちのお世話になって生きてきたことに気づき、なんとかお返し（奉仕）をしなくてはいけないという心が本音で湧いてきます。この心によって、やってやるという上座心（傲慢）でなく、下座心（謙虚）と愛の心を持って、他に奉仕することが出来るようになるのです。

〚沖聖師の偉大なる　　　お返し（捧愛と奉仕）の人生〛

　沖聖師は超未熟児で生まれ、22年間病で苦しんできた病弱を解決したい一心から、様々な健康法や厳しい修行をなされました。体力は回復しても、尚かつ、人生上に次々と起こる厳しい現実に悩まされ、他への奉仕（お返し）一途の生き方以外に道なしの結論に到達されたのです。

　また「感じ考え、行ったように自分が創られていくことを自覚しなければいけない」という因果律を悟られ、釈迦、キリスト、マハーヴィーラ、ガンジー等の諸聖人の生き方がまさにヨガの生き方であると喝破し、その教えの実行を通じて真実を実証されたのです。

　また、沖聖師の人生は、深い愛と厳しさをもって、多くの人々の魂の成長のために、真理の道をお導きくださいました。

今も強く記憶に残っている沖聖師の愛のお返しは、あるハンセン病患者の島に行かれて、最初は、壮絶な光景にさすがに引き気味になられたが、「自分がここに来た目的は、患者に愛を捧げるためだ！」と気持ちを奮い立たせ、自分がハンセン病患者にさせて頂けることは何かを考えて、10日間多数のハンセン病患者の膿を、ご自分の口で直接吸って出してさしあげたそうです。

その後沖聖師はハンセン病に侵され、10年の間、長期断食を繰り返し行って、回復されたということを道場で直接にお聴きしました。

天才沖聖師の厳しすぎる生き方やご体験の話は、尊敬申し上げると同時に圧倒されて、言葉を失った私です。

〔誰もが真我と結べる　驚きの　原式内観：真我実現瞑想〕

神と結ぶ方法を模索し続けた私は、12年前に原久子先生の内観：真我実現瞑想にご縁を頂きました。真我（神）と結ぶ方法を知ったことは、天にも昇る気持ちでした。

このセミナーで、ヨガ体験のない人たちが、いとも簡単に真我と結ばれ、心の浄化に比例して自分の願望を叶え、心身の健康と進化を図っている現実を目のあたりにして、私は大変な驚きと感動を覚えたものです。

原式内観・真我実現瞑想は、内観をさらに深く、多角的に見ていき、誰もが真我と結ばれる瞑想法です。

原先生が山に3年こもり、深い瞑想の中で、真我に導かれてお創りになったスーパーメソッドで、内観、止観、対人調和、真我実現瞑想の4つのステップからなっております。

原先生は20年間、数千人の心の浄化と願いを叶える真我実現瞑想の指導を続けていらっしゃいます（詳細は巻末ホームページ参照）。

〖「上下丹田力を高める」とは「真我と結ぶ」こと〗

繰り返しますが、真我の中には生命力（下丹田力）と叡智（上丹田力）があり、さらに、深い感謝と慈悲、愛、奉仕の心、下座の心（謙虚さ）、希望、喜び、安心の心があります。

私の真我から直感で教えられたことは「丹田力＝真我力！」です。

感謝力があるということは、自分が真我と結ばれているということですから、正しい理解（叡智）と感性が備わります（上丹田力強化）。そして、自律神経力が高まることで、心のコントロールが出来るようになります（沖ヨガ10段階の第四段階　制感コントロール＝プラティヤハラ）。

また「何が起こっても、それは自分の学びであり、カルマの浄化のための出来事であり、すべてが有り難い（全肯定の心）」と受け取れます。

この心は、第九段階の仏性行法です。

内観・真我実現瞑想を続けていくと、段階を追って、この全肯定の心を獲得出来るのです。

そして、カルマの浄化度が最高になると、真我の心の全てを獲得し、歓喜（第十段階　歓喜法悦行法）に包まれるのでしょう！（感謝の泉が法悦のプチ体験だと感じております）。

まさに、原式内観：真我実現瞑想はヨガのゴール（真我と結ぶ）を目指す瞑想であり、簡単で誰もが可能な進化の道なのです。

〖ヨガは内なる神（アートマン＝真我）と 外の神（ブラフマン＝宇宙神）を結ぶ行〗

　無意識のカルマが多いと、自分に自信が持てないために、「自分は尊い神」とは到底思うことは出来ません。

　ヨガ行法はアカルマ（業癖のない状態）を目的とする道です。

　ヨガ整体と丹田完全呼吸法、そして少食によって身体のカルマ（歪み＝癖）を修正すると、自律神経力が高まります。さらに内観によって心のカルマ（業癖）を浄化すると、さらに自律神経力がレベルアップし（神経は神の道）、真我の心と叡智を獲得することで、自分を含め、すべての人間は尊い神の存在であることを転生の中で少しずつ実感していくのです。

〖「もとこちら」の教え　平井謙次先生〗

　前述の、沖聖師の直弟子でありました和歌山の故平井謙次先生は、心臓障害1級の身で、生涯1800日越えての断食行をされ、真我から次のメッセージを頂いたのです。

「もとこちら、そのままぜんぶ　あたりまえ　ただ有り難く　すみません」

　この意味はつまり、『原因は自己の心と行いにある。そのまますべて当然のことを自分が体験し、間違っている自分を気づかせてくださり、またこんな醜い心を持ってる自分を大きな心で導いてくださる真我（神）にただ、有り難く、感謝申し上げます。また今まで、いたらない心の自分が他にご迷惑をおかけしてきたこと、誠に申し訳ございませんでした。真我さん、今後とも、私の心の浄化が進み、他にお返しが出来る自分になるよう、どうかお導きください』と私は解釈しております。

　生前、太陽保育園に通う息子を迎えに行った私に、平井先生は運動場のベンチに腰掛けて、「わしは神様に心臓病を与えてもらって良かった、とつくづく思っているよ。この心臓病のおかげで、悪の方へいかず、神の心を頂くことが出来たんだよ」とお話しなさいました。

　生前「もとこちら会」で私たち会員を導いてくださった、平井先生に心から深謝いたします。

〚スワミ　ダャーナンダ　サラソバティの愛と慈悲〛

　2009年の5月から始まる内観：真我実現瞑想の前の4月に、気功の大家、中健次郎先生に、東京でのスワミ・ダャーナンダ氏の勉強会にお誘い頂き、2日間参加させて頂きました。

　その頃、私はある問題を抱えており、心身ともに疲労しておりました。そのため、スワミのお話の響きや、その場の癒しのエネルギーで、2日間共、いい気分で居眠りし続けたのです。2日目の眠りの最中、フッと感じて、薄目を開いた私をスワミの目がやさしく見つめてくださってることに気づきました。

　その時、スワミがとても温かい瞳で小さく2回うなずいてくださったのです。その瞬間「すべて分かっているよ。大丈夫だ！　今は休みなさい」と温かく包んでくださる愛と慈悲のメッセージを私に送ってくださったのです。その後、私はいい気持ちで、再び居眠りに入ってしまいました。

　スワミ・ダャーナンダに頂いたこの一瞬の真の愛は、私の魂が大変悦び、「私も苦しんでいる人々に精一杯の愛を捧げられるよう、生きていこう！」と強く決意させてくださったのです。

この場をお借りしてスワミ・ダャーナンダ氏に心から深謝申し上げます。また、この勉強会にお誘いくださった、中健次郎先生、本当にありがとうございました。そして私の真我さん、この愛のお導きに感謝いたします。

〚心身の進化と脳波との関係〛

次頁の図に示したように、ヨガ整体、少食、丹田完全呼吸法で自律神経力を高めると、脳波がα波になり、潜在意識のフタが開くので、過去の記憶が出て、内観がスムーズに行えます。

この反省瞑想による<u>無意識のカルマの浄化度数に比例して、真我と結ばれ度数が大きくなり、これに比例して、丹田力（心身の真の強さ）も高くなっていくと考えます。</u>

前述（第4章P102参照）の不食人生を生きるジャスムヒーンさんは脳波がβ波→α波→θ波→δ波と変化していくことが人間の進化の過程だと言います。

そして、<u>真我をDOW（Divine One Within＝内なる神）</u>と表現されています。

図に表しますと次頁のように説明できます。

ヨガ整体＋少食＋丹田完全呼吸法＋内観反省瞑想

⬇

自律神経力が高まる　⬄　上下丹田力が高まる＝心身の真の強さ

⬇⬆　　　　　　　　　⬇⬆

真我と結ばれる

⬇⬆

真我と結ばれる深さに比例して脳波は
β→α→θ→δと進化していく

　繰り返しますが、ジャスムヒーンさんは言います。

β波：常にあるレベルで飢えている（イライラ・呼吸が浅い）
　　　食欲、お金、地位、名誉欲、認められたいなどの心の飢えを抱え、豊
　　　かな生活であってもどこか内面に満たされない心が常にあるレベル

α波：あまり飢えを感じない　（リラックス・呼吸が深い）
　　　自分のアンバランスな部分を見極めて、反省、修正する心、私は誰？
　　　自分の今生の使命は？　と考える心を持つレベル。真我と結ばれて
　　　いく。
　　　このレベルになると、食に対してもあまり飢えなくなる。

θ波：ほとんど飢えを感じない（深いリラックス、呼吸がさらに深い）、
　　　慈悲、愛の心が深くなるレベル

δ波：まったく飢えない（さらに深いリラックス、呼吸が超深い）、無条件
　　　の愛を持つレベル

　θ、δ波は、誠実さ、聡明、感謝の心、謙虚さ、真我にゆだねる心、深い

愛、慈悲深い心を持つレベル。真我と深く結ばれる（真我＝自分）と、普通の食事は必要なくなります。つまり、呼吸と共に宇宙のプラーナを摂取して生きられる心身になります。

　そして β → α → θ → δ と進化させていくためには、細胞やマインド（無意識）の中にあるカルマを浄化することが必要条件です、とのことです。

　そして、真我を DOW（Divine One Within ＝内なる神）と表現されています。

〔DOW（真我）についての説明の要約〕

※DOW は人類が共通して持っている聖なる本質の存在であり、私たちに生命を与え、呼吸をさせ、愛し、私たちを完成へと導きます。

※DOW（真我）とのコミュニケーションのレベルは直感と知識の第6感と第7感を通して生まれる。

> ヨガ行者で、哲学、生理心理学博士の本山　博氏によりますと、額にあるアジナチャクラ（第3の眼＝直感力の眼）から真我のメッセージが伝えられる。アジナチャクラの対応する脳は「松果体」であり、松果体を開く必要アリ。

※DOW は私たちの超能力のすべての鍵を握っており、全知全能、無限の愛に満ちた存在です。

※私たちは37兆個の細胞が、私たちの個人的書類整理棚として働き、記憶と感情を蓄えている。

ひとつの細胞が 99.99% 空間からなる原子で成り立ち、この空間が通常の科学的な測定器では検知されない純粋なる意識＝真我の意識である。真我（DOW）の意識は精妙すぎる周波数で共鳴している。

また、細胞内には過去生から現在までの私たちの心の傷、怒り、ネガティブな心（カルマ）も保持しています。

ネガティブなカルマの心を浄化修正していくことで、身体の細胞内にある

真我エネルギー（心）がカルマの心よりも優勢的に働いてくると人生における私たちの心身の健康や体験、計画がよりスムーズなものとなる、ということです。

さらに、人間は誰もが愛、富、健康、幸福など何かに飢えています。ある人々は肉欲に飢え、またある人々は霊的に満たされることに飢えて、まるで日々の食事を摂るように悟りを求めます。

あらゆるレベルの飢餓感から解放されて、自身を満足させるためには、まず私たちが本当の自分は真我の存在であることを理解する必要があります。

真我とは、私たちに神の本物の栄養を与えてくれる存在であり、真我エネルギー（心と叡智）を獲得することで、私たちの人生は気楽さと喜びのスムーズな流れとなります。そうすると、何事も問題ではなくなり、全体の中で全てが調和とバランスをとって機能するようになります。

また、世界的な悟りとは、集団としての人類の意識の向上の旅です。

今、地球そのもののエネルギー場が7.8ヘルツ（シューマン共振波で計測できる）になっており、α・θ領域の境界にあることを証明しております。

今こそ、私たち人類の意識が地球の意識に適合し、維持されることが必要です（α、θ波のレベルである真我と結ばれる必要がある）。これによってアセンションに移行します。

このことは聖なる源（真我）とつながりたいと強く求めている人々が、地上で霊性に目覚めることを意味します。

今まさに人間の魂が進化しなければいけない時代を迎えております！とのことです。

まさに、ヨガ整体と少食、丹田完全呼吸法、内観のプロセスで身心の浄化修正を行い、そしてだんだんと真我の心を多く且つ深く持つ自分になること

が上下丹田力を高めることであり、人間の魂の進化の道といえます。

　現代は、過渡期ゆえ、様々な変化が激しく、地震や天変地異、異常気象、世界経済の不安定、食糧危機、ウイルスの流行、がん、うつ、自殺など、不安なことが多く現象化してる時代です。

　3次元的な物欲、名誉、地位などの価値観から、精神レベルの価値観を持つことへ移行していくことの必要性を示唆してる風時代といわれております。

　心の浄化の大切さとその方法を一人でも多くの人々にお知らせして、多くの人が、感謝力＝丹田力＝真我力を持って、不安要素の多いこの現在から進化の道を生きて頂きたいと願います。

　最後までお読みくださり、ありがとうございました。

合掌

＊太陽ヨガカルチャーセンターの太陽内観反省瞑想は年に数回行なっております。また、一般のヨガクラスの中にも取り入れております（巻末のURL参照）。

〖喘息とアトピー、依存症　改善手記〗

当時32歳　主婦、T,Y　和歌山市

私は2歳の頃から喘息を患い、約28年間苦しんできました。

小、中、高時代は学校も休みがちで、生活はすべて母に依存しておりました。

音大に入学後も、喘息発作が常に起こり、こんな状態の私は、ピアノにも自信が持てず、卒業後、結局うつの引きこもりとなりました。

そんなとき、今のやさしい主人が、こんな私と結婚してくださり、長女が生まれてからは、育児疲れで、今度はアトピーになり、皮膚科のステロイド薬などを使いましたが、改善せず、辛い毎日でした。

5年前に松尾ひろ子先生とのご縁を頂き、「自然なやり方で治るよ！」の言葉に、とにかく、真っ赤な顔のアトピーを治したい一心で先生の指導に従って、取り組み始めました。

指導内容は、❶少食と食事改善　❷腸の掃除　❸ヨガ整体で正しい姿勢に修正

①卵、牛乳、肉類、チョコレート、アイスクリーム、蟹、海老、白砂糖を止め、天然の三温糖、調味料、お菓子は無添加な物に変える。野菜、味噌汁、小魚、海草中心の食事

②朝は自然食のスープ（または味噌汁）、昼食は少食（腹五分）、夕食はスープとゆで野菜を中心にご飯（茶碗に半分）

③腸の掃除と内臓を休める

④ヨガ整体

⑤無添加スキンケアーを使い、漢方（腸の掃除）も服用しました。

これらを実行し始めた次の日から、体の不要なものが排泄され出して、顔は浸出液と膿でズルズル、かゆみとイライラ、空腹を耐えた結果、約1年後、顔もすっかり綺麗になり、痒みもなくなったのです（ヤッター！）。

　しかし私の性格はマイナス思考で精神的に弱く、母や主人に依存し、常に不満、不安一杯でした。今の自分を何とか変えたいと思い、松尾先生主催の和歌山での「心の曇りが晴れる内観セミナー」に参加し、私は良くなるかも？という直感があり、東京真我実現セミナーに参加を決めたのです。

　東京セミナーでは私は吐き気と頭痛（潜在意識のマイナスの感情が出た！）で苦しみ、そのとき、スタッフに指導されて呼吸法をしていると、胸の奥がフツフツと沸騰した鍋の蓋のように動き、涙が一杯あふれ出て、胸のつかえが取れ、おまけに喘息や痒みがとまったのです。その夜、ホテルでヨガ整体をすると身体が軽く感じられ、今まで出来なかったアーチのポーズも出来、とてもうれしかったのを覚えています。

　その後、止観瞑想や対人調和瞑想で、「母が私のカルマを写し出す鏡となってくださった、つまり、私の過去生から持ってきたカルマが、子供（私と我が子、母と私）との共依存という形で母に写し出されていた」ことに気がついたのです（真我に気づかされた）。

　今までの私は自己中で、全てを病気に逃げ、努力せず、責任も持てず、自信もなく、ひねくれた心の持ち主で人の顔色ばかり見て生きたことで、結局、カルマを一杯溜めていたことに気づきました。

　心の浄化をしてから、私は、両親や周囲の人にも感謝の心が持てるようになり、やる気が湧き、自信も持て、今はピアノ教師をしています。また私が浄化してから、主人の仕事（コンピューター）も益々多忙になり、うれしい悲鳴を上げています。

　お導き頂いた松尾先生、原久子先生、私の真我さん、主人、家族に心から感謝いたします。

〔再生不良性貧血　改善手記〕

59歳女　会社経営　和歌山市

　私は8年前　大病院で再生不良性貧血と診断され、血液が作れなくなる病気で白血病に移行することもある！と主治医に言われてたのです。6年間輸血と免疫抑制剤治療を続けてましたがそれでも血液が出来ず、副作用も気になり出したので、太陽ヨガの先生で薬剤師の松尾先生にご縁を頂き相談させて頂きました。

　松尾先生に親との関係を尋ねられ「両親は私が生れる前に離婚してシングルマザーとして育てられたのですが母が大嫌い！　自分勝手な性格の母でした！」と怒りを込めて言い放ってしまいました。その時先生は「お母さんをずっと心の中で攻撃していたから自律神経のバランスを崩しあなたの身体に反応して免疫力を弱らせているので、今はお母さんへの怒りを横に置いておいてね！」と言われ、自然薬と腸の掃除をする漢方、食事法、ヨガ整体法、呼吸法、内観反省瞑想など血液成分を健康にするための指導を受けました。

　ヨガも真面目に通ったおかげで身体も柔軟になり「血流が良くなると免疫力も強化されて身体も健康になりますよ！」と松尾先生に励まされ頑張りました。
　そしてなんと4カ月後の定期健診で主治医もびっくり！　血小板が出来てたのです。やったー！

　私は中学の頃から母を嫌い反抗し続け、勉強もせず怠けた高校生活も終え、卒業後は習い事や遊んだりして過ごしていたのです。
　自分の娘にも「お母さんは世界一の気まま者！！」と言われるぐらい我が

ままな恥ずかしい人間でしたので、夫にも嫌われ、外に女性を作られてしまいました。内観するまではそんな主人を憎たらしく怒っていた私です。

太陽内観反省瞑想で気づかせて頂いたことは

　当時、母の祖父母と４人暮らしだったのですが、仕事で遅くなる母をいつも布団の中で眠らないで起きて待ってた小学生の自分を思い出しました。寂しくて悲しかったのと、自分の本当の心は「お母さんの事をずっと好きだった！」事にも気付きました。

　するとあんなに嫌っていた母に対する感情がたった２日間の内観で自分でも驚くほど変わったのです。その４カ月後に、松尾先生に紹介されて、原アカデミーの原久子先生が東京で開催されている「真我実現瞑想」にも参加しました。

　真我実現瞑想で再び母を見たのですが、布団の中で母の帰りを待ちながら「寂しいのに！！」と怒ってる自分を思い出し、また学費を出してもらった事、弁当を作ってもらった事、主人と今の会社を作るとき、母が資金を応援して下さった事を思い出し、母への感謝心がさらに増え、自分の醜い性格を深く反省させられました。

　真我実現瞑想後、年老いた今の母をかわいく思えるほど私の心が変わったら、少しずつですが主人が家にいる時間が増え出しました。

　主人への内観では、浮気の原因は私の自己中心な性格と感謝心のなさ、薄情というカルマが原因である事、私の病気が発症した時も「お金がいくらかかってもお前の病気を治してやるぞ！」と言ってくれた優しい主人の言葉も思い出し懺悔の心で一杯になりました。

　今まで母、祖父母、主人、子供、従業員に助けられ、お世話になってるの

なんの感謝心もなく自分の醜い性格に気付くこともなく、周囲の方を傷つけたり、迷惑かけていた自分のまま生き続けていた事の事実にぞっとします。

再生不良性貧血という病の体験をさせて頂いたお陰で自分のカルマに気づけた事こそ、今生の私の人生への最大の贈り物を真我に頂いた！と感謝しております。

松尾先生、厳しくも温かいご指導ありがとうございます。原久子先生も真我実現瞑想のセミナーを開催していただきありがとうございます。合掌

匿名デス。

後書き

　この本の執筆を始めようとした頃、2011年3月11日に東日本大震災が起こりました。あまりの大惨事に、日本中の人々が今までに経験したことのないほどの大ショックを受けました。

　この大震災により、亡くなられた方々に心よりご冥福をお祈り申し上げると同時に、被災された方々に対しまして、心よりお見舞い申し上げます。

　太陽ヨガは、2011年6月にマウイ瞑想ツアーを組んで17名で行きましたが、全員がハレアカラ火山の山頂で、マウイのシャーマン・レイオフさんのご指導の下、東日本大震災でお亡くなりになられた方々の鎮魂の祈りを捧げさせて頂きました。

　その後、紀伊半島台風でも大変な災害が起こりました。月並みな言葉ですが、東日本大震災被災者の皆様、紀伊半島台風の被災者の皆様、どうか、災害の困難を乗り越え、未来を信じて生き抜いてください。

　日本人だけでなく世界の人々も、ずっと、ずっと皆様方を応援しております。謹んでこの本の売り上げの一部を東日本大震災災害支援金、紀伊半島台風災害支援金とさせて頂きます。

　原稿を書く前に、原久子先生から「真我の導きを頂いて、書いてください！」とのアドバイスを頂き、私の真我のインスピレーションを基に書きました。多忙な時間の中で、直感でパソコンに向かったものです。時間をかけて書いたので、出版社の安部さん、和田さん、大沼編集長、スタッフの皆様に気長く待っていただき、大変お世話になりました。

　また、30年前に、私の丹田力の原稿を見て、「これは本を書けるね！」とおっしゃってくださった、京都の吉川隆啓先生の言葉が、この本を書く原動力になったことは確かです。おかげで、本を書くという願望が叶いました。ありがとうございました。

　本は「一人でも多くの方が真の幸せ創りのために、心と身体の浄化のきっかけになってくだされば、嬉しいな」という気持ちで書かせて頂きました。子供の頃、将来は医者になり、病気で苦しんでいる人を助けたいという、純な気持ちを持っていましたが、15歳の頃に過食症になり、学力、気力も届かなかった私です。

　今まで、48年間、人々の健康創りに何とか、お役に立ちたいと思い、<u>自然薬の太陽堂と太陽ヨガカルチャーセンターにて健康相談と医療ヨガ指導を続けております。</u>

　健全な肉体には健全な精神が宿り、真我の心としっかり結ばれた人が増えていくことで、助け合う人間関係の和が広がり、世界平和が実現されていくと思います。食料難や教育面、経済面などで困っている方や他国への協力する心の輪が大きく広がり、より大きく分かち合える人間世界を創っていくことが、今の地球に住む人間の共通の使命であるかと考えます。

　最後に、未熟な私に、真理のお導きを頂きました、故沖正弘聖師、原久子先生、スワミ・ダヤーナンダ氏、故平井謙次先生、心理学でご指導頂いた立木寅雄先生、気功の中健次郎先生、IZANAIよさこい踊り創始者の故国友須賀先生、セミナーでお世話になっております森美智代先生、超能力セッションの精神科医・越智啓子先生、流宇依先生に心から深謝いたします。

　メダカの学校の遠藤栄子理事長、（株）ベリテの西谷社長、いつも品質の高い商品を提供して頂き、ありがとうございます。

　また日本総合ヨガ普及協会の運営でお世話になっています山本正子理事長、沖縄の石川博昭理事、広島の故入野由美子理事、堀川育子理事、田辺直恵理事、和歌山で一緒にヨガ活動を行ってきた、境鈴子先生、山本まり子先生に感謝いたします。そして今まで、ご縁を頂いた、ヨガの生徒さんたち、薬局のお客様、全ての方々に感謝の心で一杯です。

そして、私を母に選んで、生まれてくれた私の宝物の息子、そして主人にも心から、ありがとう!!

　最後に、私を愛情深く育ててくださった、両親に深謝します。当時95歳の母が「あんたの本が出来たら、読ませてね」と言ったので、『棺に入れてあげるから、天上界にいる、お父さんにも読んでもらってね！』と今元気でいる母に、うっかり失言してしまったオッチョコチョイの私です。ごめんなさい！

　この本を愛する両親に捧げます。合掌。

参考図書

『丹田力(自律神経力)を高めて真我とむすぶヨガ』松尾 ひろ子

『ヨガ総合健康法』(上)沖正弘　竹井出版

『ヨガによる病気の治し方』沖正弘　白揚社

『冥想ヨガ入門』沖正弘　日貿出版社

『感謝力』原久子　春秋社

『心の曇りが晴れる本』原久子　評言社

『薬をやめると病気は治る』安保徹　マキノ出版

『食べること、やめました』森美智代　マキノ出版

『神々の食物』ジャスムヒーン　ナチュラルスピリット

『医者がお手あげの病気は「仙骨」で消せ！』内海康満　徳間書店

『釈尊の呼吸法』村木弘昌　春秋社

『生きがいの創造』飯田史彦　PHP研究所

『図解 四肢と脊椎の診かた』S.Hoppenfeld　野島元雄　監訳
　　　首藤貴　ほか訳　医歯薬出版

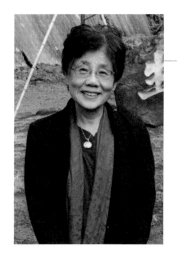

プロフィール

松尾ひろ子　Hiroko Matsuo

小学生の頃からの喘息、肺結核、卵巣嚢腫、過食症を克服。25歳より沖ヨガ創始者、沖正弘聖師に師事。自然薬と食事、ヨガ指導で生活習慣病の相談歴49年。和歌山市と阪南市にてヨガ指導や指導者養成セミナー、出張セミナーも行っている。薬剤師、自然薬の太陽堂自営、太陽ヨガカルチャーセンター主宰、日本総合ヨガ普及協会副理事長、沖ヨガ本部道場正会員、NPO法人国際総合ヨガ協会認定指導師、頭蓋仙骨療法士、自力整体指導員。Dr.カタリア認定リーダー　笑いヨガ

自然薬の太陽堂
太陽ヨガカルチャーセンター

💻 http://taiyoudou-yoga.com
〒640-8464　和歌山市市小路272-1

📞 **073-456-4195**
📠 **073-451-5465**
✉ **taiyou@maia.eonet.ne.jp**

● **和歌山市市小路教室**（南海本線紀ノ川駅近く）
● **阪南市尾崎教室**（南海本線尾崎駅近く）

チャクラ活性化ヨガ・丹田力強化ヨガ・シニアヨガ
（午前の部）・マタニティヨガ・笑いヨガ・呼吸法・内観・
瞑想指導。
指導者養成コースあり。詳細は H.P
出張指導、講演も行っています。

原アカデミー株式会社
💻 https://www.haraacademy.jp

日本総合ヨガ普及協会
💻 https://www.yoga-nihon.org

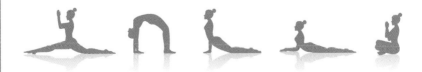

著者紹介

松尾 ひろ子（まつお ひろこ）

丹田力(自律神経力)を高めて真我と結ぶヨガ

2021年11月3日　第1刷発行

著　者　松尾ひろ子
発行人　久保田貴幸

発行元　株式会社 幻冬舎メディアコンサルティング
　　　　〒151-0051　東京都渋谷区千駄ヶ谷4-9-7
　　　　電話　03-5411-6440（編集）

発売元　株式会社 幻冬舎
　　　　〒151-0051　東京都渋谷区千駄ヶ谷4-9-7
　　　　電話　03-5411-6222（営業）

印刷・製本　中央精版印刷株式会社
装　丁　弓田和則

検印廃止
©HIROKO MATSUO, GENTOSHA MEDIA CONSULTING 2021
Printed in Japan
ISBN 978-4-344-93745-1　C0095
幻冬舎メディアコンサルティングHP
http://www.gentosha-mc.com/